LEUKÄMIE:
Ein Buch, das Ihnen ein besseres Verständnis darüber vermittelt, was Leukämie ist, ihre Symptome, Behandlung, Ernährungswahl, Tipps zum Umgang damit und mehr!

Von

George M. Rogers

Urheberrechte ©

Alle Rechte vorbehalten. Kein Teil dieser Veröffentlichung darf ohne die vorherige schriftliche Genehmigung des Herausgebers in irgendeiner Form oder mit irgendwelchen Mitteln, einschließlich Fotokopie, Aufzeichnung oder anderen elektronischen oder mechanischen Methoden, reproduziert, verbreitet oder übertragen werden, außer im Falle kurzer Zitate in kritischen Rezensionen und bestimmten anderen nichtkommerziellen Nutzungen, die durch das Urheberrecht zulässig sind.

Urheberrecht © George M. Rogers, 2023.

Inhaltsverzeichnis

KAPITEL 1
KAPITEL 2
KAPITEL 3
KAPITEL 4
KAPITEL 5

KAPITEL 1

<u>Verstehen, was Leukämie ist</u>

Leukämie tritt auf, wenn sich die DNA einer einzelnen Zelle in Ihrem Knochenmark verändert (mutiert) und nicht richtig wachsen und funktionieren kann. Leukämiezellen verhalten sich häufig wie fehlerhafte weiße Blutkörperchen. Die Behandlung von Leukämie hängt von der Art der Leukämie, Ihrem Alter und Ihrem allgemeinen Gesundheitszustand ab und davon, ob sich die Krankheit auf andere Organe oder Gewebe ausgebreitet hat.

WAS IST LEUKÄMIE?
Leukämie ist ein Blutkrebs, der durch die schnelle Vermehrung abnormaler Blutzellen gekennzeichnet ist. Dieses unregulierte Wachstum findet in Ihrem Knochenmark statt, wo der größte Teil Ihres Körperbluts entsteht. Leukämiezellen sind häufig unreife

(noch wachsende) weiße Blutkörperchen. Der Name Leukämie leitet sich von den griechischen Wörtern für „weiß" (leukos) und „Blut" (haima) (haima) ab.

Im Gegensatz zu anderen bösartigen Erkrankungen entsteht bei Leukämie nicht oft eine Masse (Tumor), die bei bildgebenden Untersuchungen wie Röntgen- oder CT-Scans sichtbar wird.

Es gibt verschiedene Formen von Leukämie. Einige treten häufiger bei Jugendlichen auf, während andere häufiger bei Erwachsenen auftreten. Die Behandlung variiert je nach Art der Leukämie und anderen Variablen.

Wie entwickelt sich eine Leukämie?
Leukämie entsteht im Knochenmark, dem weichen, schwammigen Gewebe in der inneren Höhle Ihrer Knochen, wo die Blutzellen Ihres Körpers gebildet werden. Blutzellen durchlaufen zahlreiche Stadien,

bevor sie ihre vollständig ausgereifte Form erreichen. Zu den reifen, normalen Blutzellen gehören:

ROTE BLUTKÖRPERCHEN: Zellen, die Sauerstoff und andere wichtige Elemente an alle Gewebe und Organe Ihres Körpers liefern.

WEISSE BLUTKÖRPERCHEN: Zellen, die Infektionen bekämpfen.

Blutplättchen: Zellen, die Ihr Blutgerinnsel unterstützen.

Diese Blutzellen entstehen als hämatopoetische (Hämo = Blut, Poiesis = erzeugen) Stammzellen. Die Stammzellen wachsen entweder zu myeloischen Zellen oder zu lymphatischen Zellen heran. Wenn Blutzellen weiterhin normal wachsen würden, wären die reifen Versionen dieser Zellen wie folgt:

Myeloidzellen wachsen zu roten Blutkörperchen, Blutplättchen und einigen Arten weißer Blutkörperchen (Basophile, Eosinophile und Neutrophile) (Basophile, Eosinophile und Neutrophile).

Lymphoide Zellen entwickeln sich zu bestimmten weißen Blutkörperchen (Lymphozyten und natürlichen Killerzellen). Wenn Sie jedoch an Leukämie leiden, beginnt eine der wachsenden Blutzellen, sich unkontrolliert zu vermehren. Diese abnormalen Zellen – Leukämiezellen genannt – beginnen, den Bereich innerhalb Ihres Knochenmarks einzunehmen. Sie verdrängen die Zellen, die versuchen, sich zu gesunden roten Blutkörperchen, weißen Blutkörperchen und Blutplättchen zu entwickeln.

Wie wirkt sich Leukämie auf meinen Körper aus?

Zu viele Leukämiezellen und zu wenige normale Zellen sind aus verschiedenen Gründen gefährlich:

- Leukämiezellen spielen keine Rolle bei der Erhaltung Ihrer Gesundheit.
- Normale Blutzellen haben in Ihrem Knochenmark nur sehr wenig Platz und Unterstützung für das Wachstum und die Vermehrung, da sie von den Leukämiezellen überrannt werden.
- Es werden weniger rote Blutkörperchen, gesunde weiße Blutkörperchen und Blutplättchen gebildet und in Ihren Kreislauf abgegeben. Infolgedessen erhalten die Organe und Gewebe Ihres Körpers nicht den Sauerstoff, der für eine ordnungsgemäße Funktion erforderlich ist. Außerdem ist Ihr Körper nicht in der Lage, Infektionen zu bekämpfen oder Blutgerinnsel zu bilden, wie es erforderlich ist.

WAS SIND DIE VERSCHIEDENEN ARTEN VON LEUKÄMIE?

Es gibt vier Hauptformen der Leukämie und verschiedene Untergruppen. Medizinisches Fachpersonal definiert Leukämie danach, wie schnell sich die Krankheit entwickelt und ob Leukämiezellen aus myeloischen oder lymphatischen Zellen stammen.

KLASSIFIKATIONEN VON LEUKÄMIE

Ärzte definieren Leukämie je nach ihrer Geschwindigkeit und der Art der beteiligten Blutzellen.

NACH GESCHWINDIGKEIT DES KRANKHEITSFORTSCHRITTS

AKUTE LEUKÄMIE

Die Leukämiezellen vermehren sich schnell und die Krankheit schreitet rasch voran. Wenn Sie an akuter Leukämie leiden, fühlen Sie sich innerhalb von Wochen nach dem Wachstum der Leukämiezellen unwohl. Akute Leukämie ist lebensbedrohlich und erfordert einen sofortigen Beginn der Behandlung. Akute Leukämie ist die häufigste bösartige Erkrankung bei Kindern.

CHRONISCHE LEUKÄMIE

Oft fungieren diese Leukämiezellen sowohl als unreife als auch als erwachsene Blutzellen. Manche Zellen reifen bis zu dem Punkt, an dem sie wie die Zellen fungieren, zu denen sie entwickelt wurden – aber nicht in dem Maße, wie es ihre normalen Gegenstücke tun.

Im Vergleich zur akuten Leukämie verläuft die Erkrankung normalerweise langsamer. Wenn Sie an anhaltender Leukämie leiden, können jahrelang keine erkennbaren Symptome auftreten. Chronische Leukämie kommt bei Erwachsenen häufiger vor als bei Jugendlichen.

NACH ZELLTYP

Myeloische oder myeloische Leukämie entsteht aus myeloischen Zellen. Normale myeloische Zellen wachsen zu roten Blutkörperchen, weißen Blutkörperchen und Blutplättchen heran.

Die lymphatische Leukämie geht von lymphatischen Zellen aus. Normale Lymphzellen verwandeln sich in weiße Blutkörperchen, die ein wesentlicher Bestandteil des Immunsystems Ihres Körpers sind.

ARTEN VON LEUKÄMIE

Es gibt vier Hauptformen von Leukämie:

AKUTE LYMPHZYTISCHE LEUKÄMIE (ALL) ist die häufigste Art von Leukämie bei Kindern, Jugendlichen und jungen Erwachsenen bis zum Alter von 39 Jahren. ALL kann Menschen jeden Alters betreffen.

Akute myeloische Leukämie (AML) ist die häufigste Form der akuten Leukämie bei

Erwachsenen. Es kommt häufiger bei älteren Menschen (über 65) vor. (über 65). AML kommt auch bei Kindern vor.

CHRONISCHE LYMPHZYTISCHE LEUKÄMIE (CLL) ist die häufigste chronische Leukämie bei Erwachsenen (häufiger bei über 65-Jährigen). (am häufigsten bei Menschen über 65). Bei CLL treten möglicherweise viele Jahre lang keine Symptome auf.

CHRONISCHE MYELOGENE LEUKÄMIE (CML) tritt häufiger bei älteren Menschen auf (am häufigsten bei Menschen über 65), kann aber Erwachsene jeden Alters betreffen. Bei Kindern kommt es selten vor. Bei CML treten die Symptome möglicherweise viele Jahre lang nicht auf.

WIE HÄUFIG IST LEUKÄMIE?
Leukämie ist die zehnthäufigste Krankheit in den USA und macht 3,2 % aller neuen

Krebsfälle aus. Leukämie kann jeden treffen, obwohl sie häufiger bei folgenden Personen auftritt:

- Alter 65 bis 74.
- Zugeordneter Mann bei der Geburt (AMAB).
- Kaukasisch/weiß.

Viele Menschen halten Leukämie für eine Kinderkrankheit, andere Formen treten jedoch häufiger bei Erwachsenen auf. Obwohl Leukämie bei Kindern selten vorkommt, ist sie die häufigste Krebsart bei Kindern und Jugendlichen.

SYMPTOME UND URSACHEN
Was sind die Symptome einer Leukämie?
Die Symptome unterscheiden sich teilweise je nach Art der Leukämie. Wenn Sie beispielsweise an einer chronischen Form von Leukämie leiden, können im

Anfangsstadium keine nennenswerten Symptome auftreten.

Zu den häufigsten Anzeichen und Symptomen einer Leukämie gehören:
- Müdigkeit, schnell ermüdend.
- Fieber oder nächtliche Schweißausbrüche.
- Häufige Infektionen.
- Kurzatmigkeit.
- Blasse Haut.
- Unerklärlicher Gewichtsverlust.
- Knochen-/Gelenkbeschwerden oder Schmerzen.
- Schmerzen oder Völlegefühl unter Ihrem Brustkorb auf der linken Seite.
- Geschwollene Lymphknoten im Nacken, unter den Armen, in der Leistengegend oder im Magen, eine vergrößerte Milz oder Leber.
- Leichte Blutergüsse und Blutungen, einschließlich Nasenbluten, Zahnfleischbluten und ein Ausschlag, der wie kleine rote Flecken auf der

Haut (Petechien) oder violette/dunkle Hautbereiche aussieht.

WAS VERURSACHT LEUKÄMIE?
Leukämie tritt auf, wenn sich die DNA einer einzelnen Zelle in Ihrem Knochenmark verändert (mutiert). DNA ist der „Anweisungscode", der einer Zelle vorgibt, wann sie wachsen, sich entwickeln und wann sie sterben soll. Aufgrund der Mutation oder des Kodierungsfehlers wachsen Leukämiezellen weiter. Alle aus der ursprünglichen Mutantenzelle stammenden Zellen tragen ebenfalls die veränderte DNA.

Wissenschaftler wissen nicht, was die Mutation dieser wachsenden Zellen verursacht. Sie konnten bestimmte häufige Mutationen aufdecken, die bei Patienten auftreten, bei denen verschiedene Formen von Leukämie diagnostiziert wurden.

Besteht bei bestimmten Menschen ein höheres Risiko, an Leukämie zu erkranken?
Jeder kann an Leukämie erkranken. Dennoch haben Forscher herausgefunden, dass einige Merkmale Ihr Risiko erhöhen können, darunter:

FRÜHERE KREBSBEHANDLUNG: Frühere Krebsbehandlungen wie Bestrahlung oder Chemotherapie können die Wahrscheinlichkeit erhöhen, dass Sie an bestimmten Arten von Leukämie erkranken. Rauchen. Wenn Sie in der Vergangenheit geraucht haben oder Passivrauchen ausgesetzt waren, besteht ein höheres Risiko, an akuter myeloischer Leukämie zu erkranken.

EXPOSITION GEGENÜBER INDUSTRIELLEN VERBINDUNGEN: Benzol und Formaldehyd sind anerkannte krebserregende Produkte, die in Baumaterialien und Haushaltschemikalien enthalten sind. Benzol wird zur Herstellung von Kunststoffen, Gummi, Farben, Insektiziden, Medikamenten und Reinigungsmitteln verwendet. Formaldehyd ist in Baumaterialien und Haushaltsartikeln wie Seifen, Shampoos und Reinigungsmitteln enthalten.

BESTIMMTE GENETISCHE ANORMALITÄTEN: Genetische Störungen wie Neurofibromatose, Klinefelter-Syndrom, Schwachman-Diamond-Syndrom und Down-Syndrom können Ihr Risiko erhöhen.

LEUKÄMIE IN DER FAMILIE: Untersuchungen zeigen, dass bestimmte Arten von Leukämie familiär gehäuft auftreten können. In den meisten Fällen ist die Tatsache, dass ein Verwandter an Leukämie erkrankt ist, jedoch keine Garantie dafür, dass Sie oder ein anderes

Familienmitglied ebenfalls an Leukämie erkranken. Informieren Sie Ihren Arzt, wenn Sie oder ein Familienmitglied an einer genetischen Erkrankung leiden. Sie können Gentests verschreiben, um Ihr Risiko abzuschätzen.

DIAGNOSE UND TESTS
Wie wird Leukämie diagnostiziert?
Ergebnisse normaler Blutuntersuchungen könnten Ihrem Arzt Hinweise darauf geben, dass Sie möglicherweise an einer akuten oder chronischen Form von Leukämie leiden, die zusätzliche Tests erfordert. Oder sie bieten eine Untersuchung an, wenn Sie Leukämiesymptome haben.

DIAGNOSTISCHE UNTERSUCHUNGEN UND TESTS KÖNNEN UMFASSEN:
KÖRPERLICHE UNTERSUCHUNG: Ihr Arzt wird sich nach Ihren Symptomen und Gefühlen für geschwollene Lymphknoten

und eine vergrößerte Milz oder Leber erkundigen. Sie können Ihr Zahnfleisch auch auf Blutungen und Schwellungen untersuchen. Sie suchen möglicherweise nach einem Hautausschlag im Zusammenhang mit Leukämie, der rot, violett oder braun erscheinen kann.

VOLLSTÄNDIGES BLUTBILD (CBC): Mit diesem Bluttest kann Ihr Arzt feststellen, ob Sie abnormale Mengen an roten Blutkörperchen, weißen Blutkörperchen und Blutplättchen haben. Wenn Sie an Leukämie leiden, sind die Werte an weißen Blutkörperchen wahrscheinlich höher als üblich.

UNTERSUCHUNG DER BLUTZELLEN: Ihr Arzt entnimmt möglicherweise weitere Blutproben, um nach Markern zu suchen, die auf das Vorhandensein von Leukämiezellen oder einer bestimmten Art von Leukämie hinweisen. Durchflusszytometrie und peripherer

Blutausstrich sind weitere Tests, die Ihr Arzt möglicherweise durchführen wird.

KNOCHENMARK-BIOPSY (KNOCHENMARK-ASPIRATION): Ihr Arzt kann eine Biopsie durchführen, wenn bei Ihnen eine abnormale Anzahl weißer Blutkörperchen vorliegt. Eine große Nadel, die in Ihr Knochenmark (normalerweise in Ihren Beckenknochen) eingeführt wird, entzieht während der Operation Flüssigkeit. Die Flüssigkeitsprobe wird in einem Labor auf Leukämiezellen untersucht. Eine Knochenmarksbiopsie kann den Anteil an aberranten Zellen in Ihrem Knochenmark messen und so eine Leukämiediagnose bestätigen.

BILDBILDER UND ANDERE TESTS: Ihr Arzt kann Ihnen eine Röntgenaufnahme des Brustkorbs, einen CT-Scan oder eine Magnetresonanztomographie (MRT) verschreiben, wenn die Symptome darauf hindeuten, dass Ihre Knochen, Organe oder

Ihr Gewebe durch Leukämie geschädigt wurden. Die Leukämiezellen sind auf der Bildgebung nicht zu erkennen.

LUMbalpunktion (Wirbelsäulenpunktion): Ihr Arzt analysiert möglicherweise eine Probe der Rückenmarksflüssigkeit, um zu überprüfen, ob sich die Leukämie auf die Rückenmarksflüssigkeit um Ihr Gehirn und Ihr Rückenmark ausgebreitet hat.

MANAGEMENT UND BEHANDLUNG
Wie wird Leukämie behandelt?
Die Behandlung von Leukämie hängt von der Art der Leukämie, Ihrem Alter und Ihrem allgemeinen Gesundheitszustand ab und davon, ob sich die Krankheit auf andere Organe oder Gewebe ausgebreitet hat.

Gängige Behandlungen umfassen häufig eine Mischung aus Folgendem:

CHEMOTHERAPIE: Die Chemotherapie ist die am weitesten verbreitete Art der Leukämiebehandlung. Dazu gehört der Einsatz von Chemikalien, um Leukämiezellen zu zerstören oder ihr Wachstum zu verhindern. Während der Therapie erhalten Sie die Chemikalien (Medikamente) möglicherweise als Tablette, als Injektion in eine Vene oder als Injektion unter die Haut. Normalerweise erhalten Sie eine Mischung aus Chemotherapie-Medikamenten.

IMMUNOTHERAPIE (BIOLOGISCHE THERAPIE): Bei dieser Therapie werden bestimmte Medikamente eingesetzt, um den Abwehrmechanismus Ihres Körpers – Ihr Immunsystem – zur Bekämpfung von Leukämie zu stärken. Die Immuntherapie hilft Ihrem Immunsystem, Krebszellen zu erkennen und mehr Immunzellen zu bilden, um sie anzugreifen.

GEZIELTE THERAPIE: Bei dieser Therapie werden Medikamente eingesetzt, die auf bestimmte Komponenten einer Leukämiezelle (z. B. ein Protein oder ein Gen) abzielen und diese dazu bringen, normale Blutzellen zu überfordern. Gezielte Medikamente können das Wachstum von Leukämiezellen verhindern, die Blutversorgung der Zellen unterbrechen oder sie direkt abtöten.

Bei einer gezielten Behandlung ist es weniger wahrscheinlich, dass normale Zellen geschädigt werden. Beispiele für gezielte Behandlungsmedikamente sind monoklonale Antikörper und Tyrosinkinase-Inhibitoren.

STRAHLENTHERAPIE: Bei dieser Therapie werden leistungsstarke Energiestrahlen oder Röntgenstrahlen eingesetzt, um Leukämiezellen zu zerstören oder ihre Entwicklung zu stoppen. Während der Therapie sendet eine Maschine Strahlung an die spezifischen Stellen in Ihrem Körper, an denen sich die Krebszellen befinden, oder verteilt die Strahlung über Ihren gesamten Körper. Vor einer hämatopoetischen Zelltransplantation kann es zu einer Verteilung der Strahlung im gesamten Körper kommen.

Hämatopoetische Zelltransplantation (Stammzell- oder Knochenmarktransplantation): Bei dieser Behandlung werden die durch Chemotherapie und/oder Strahlentherapie zerstörten bösartigen blutbildenden Zellen durch neue, gesunde hämatopoetische Zellen ersetzt. Ihr Arzt kann diese gesunden Zellen vor der Chemotherapie und Bestrahlung aus Ihrem Blut oder Knochenmark entnehmen, oder sie stammen möglicherweise von einem Spender. Die gesunden neuen Zellen wachsen und bilden neues Knochenmark und Blutzellen, aus denen die roten Blutkörperchen, weißen Blutkörperchen und Blutplättchen entstehen, die Ihr Körper benötigt.

T-ZELL-THERAPIE MIT CHIMÄREN ANTIGENREZEPTOREN (CAR): Dies ist eine revolutionäre Art der Behandlung, bei der die infektionsbekämpfenden T-Zellen Ihres Körpers (T-Zellen oder T-Lymphozyten sind eine Art Immunzellen) so manipuliert werden, dass sie Leukämiezellen abtöten und injizieren Sie sie wieder in Ihren Körper.
Zur Bewertung neuartiger Krebstherapien stehen auch klinische Studien zur Verfügung. Wägen Sie gemeinsam mit Ihrem Arzt die möglichen Vorteile und Gefahren einer Teilnahme an einer klinischen Studie ab.

WAS SIND DIE PHASEN DER LEUKÄMIE-BEHANDLUNG?
Abhängig von Ihrer Behandlungsstrategie können Sie sich einer langfristigen oder

stufenweisen Therapie der Leukämietherapie unterziehen. Im Allgemeinen besteht die Phasentherapie aus drei Komponenten. Jeder Schritt hat ein bestimmtes Ziel.

INDUKTIONSTHERAPIE: Das Ziel besteht darin, so viele Leukämiezellen wie möglich in Ihrem Blut und Knochenmark zu zerstören, um eine Remission herbeizuführen. In der Remission normalisiert sich die Anzahl der Blutzellen wieder, es werden keine Leukämiezellen in Ihrem Blut entdeckt und alle Anzeichen und Symptome der Krankheit verschwinden. Die Induktionsbehandlung dauert normalerweise vier bis sechs Wochen.

KONSOLIDIERUNG (AUCH INTENSIFIZIERUNG GENANNT): Das Ziel besteht darin, alle verbleibenden, nicht diagnostizierten Leukämiezellen zu zerstören, damit der Krebs nicht erneut auftritt. Normalerweise werden Sie einer

Konsolidierungsbehandlung in Zyklen unterzogen, die vier bis sechs Monate dauern.

ERHALTUNGSTHERAPIE: Ziel ist es, eventuell die ersten beiden Behandlungsschritte überstandene Leukämiezellen zu eliminieren und ein Wiederauftreten der Erkrankung (Rückfall) zu verhindern. Die Behandlung dauert etwa zwei Jahre.

Wenn die Leukämie erneut auftritt, wird Ihr Arzt möglicherweise Ihre Therapie neu starten oder anpassen.

AUSBLICK / PROGNOSE

Mit welchem Ergebnis kann ich rechnen, wenn ich die Diagnose Leukämie erhalte?

Es ist unmöglich, die Prognose einer Leukämie einzuschätzen, da die Erfahrung bei jedem anders ist. Die Ergebnisse hängen von einer Reihe von Umständen ab, darunter:

GENETISCHE ANORMALITÄTEN ODER MUTATIONEN: Die Mutationen in Leukämiezellen sind der wichtigste Prädiktor für die Prognose

ART DER LEUKÄMIE: Bestimmte Arten von Leukämie sind mit günstigeren Ergebnissen verbunden als andere.

ZAHL DER BLUTZELLEN ZUM ZEITPUNKT DER DIAGNOSE: Die Anzahl der Leukämiezellen zum Zeitpunkt Ihrer Diagnose kann bei Ihrem Ergebnis eine Rolle spielen.

ALTER: Generell gilt: Je jünger Sie bei der Diagnose sind, desto besser ist Ihr Ergebnis.

GESUNDHEIT: Generell gilt: Je gesünder Sie zum Zeitpunkt der Diagnose sind, desto besser ist Ihr Ergebnis.

REAKTION AUF DIE THERAPIE: Die Zeit, die der Krebs braucht, um in Remission zu kommen, spiegelt häufig wider, wie wirksam die Behandlung sein kann.

VORHANDEN VON LEUKÄMIE-ZELLEN IN IHREM ZENTRALEN NERVENSYSTEM: Zellen in Ihrer Rückenmarksflüssigkeit sind typischerweise schwieriger zu heilen.

Letztendlich ist Ihr Arzt die zuverlässigste Quelle, um zu erfahren, wie sich Ihre Krebserkrankung auf Ihre individuelle Prognose auswirkt. Fragen Sie sie nach den Behandlungsergebnissen.

Wie hoch ist die Überlebensrate bei Leukämie?
Obwohl die Zahl neuer Leukämiefälle in den USA in den 1970er Jahren weitgehend gleich blieb oder leicht anstieg, hat sich auch die Überlebensrate verbessert. Dennoch

sind die langfristigen Folgen für jeden Einzelnen unterschiedlich.

KANN LEUKÄMIE GEHEILT WERDEN?

Es gibt keine Heilung für Leukämie, aber das bedeutet nicht, dass manche Menschen keine langfristige Remission erreichen. Von einer Leukämie geheilt zu sein bedeutet, dass der Krebs verschwunden ist, nicht wieder auftritt und keine weitere Therapie erforderlich ist – bei Leukämie lässt sich das jedoch nicht mit Sicherheit sagen.

Andererseits bedeutet eine langfristige Remission, dass es mit oder ohne Therapie keine Spur von Krebs gibt. Die Remission kann zwischen einigen Wochen und mehreren Jahren dauern. Die Leukämie wird möglicherweise nie wieder auftreten. In diesem Fall schlägt Ihr Arzt möglicherweise neue Therapien vor, um eine Remission zu erreichen.

Ihr Gesundheitsteam kann die Frage „Bin ich von meiner Leukämie geheilt?" am besten beantworten. Ihr Team wird eng mit Ihnen zusammenarbeiten, um Ihren Gesundheitszustand zu überwachen und einen spezifischen Behandlungsplan zu erstellen.

LEBEN MIT

Welche Fragen sollte ich meinem Anbieter stellen?

Stärken Sie sich selbst, indem Sie so viel wie möglich darüber erfahren, welche einzigartigen Auswirkungen Ihre Krebsdiagnose auf Sie haben kann. Es ist eine gute Idee, sich Notizen zu machen und einen Freund zu Ihren Terminen mitzubringen. Scheuen Sie sich nicht, Fragen zu stellen.

Zu den Fragen können gehören:

- Welche Art von Leukämie habe ich? In welchem Zelltyp? Handelt es sich um

eine schnell oder langsam wachsende Art von Patienten-Anbieter-Fragen?
- Welche Art von Leukämie habe ich?
- Wie fortgeschritten ist meine Leukämie?
- Welche Behandlungsmöglichkeiten habe ich?
- Welche möglichen Nebenwirkungen kann die Behandlung haben?
- Wie wird sich die Behandlung auf mein tägliches Leben auswirken?
- Was ist das erwartete Ergebnis der Behandlung?
- Wie oft muss ich Kontrolluntersuchungen oder Blutuntersuchungen durchführen lassen?
- Kann ich während der Behandlung weiterhin arbeiten oder zur Schule gehen?
- Gibt es klinische Studien oder experimentelle Behandlungen, für die ich möglicherweise infrage komme?

- Gibt es irgendwelche Änderungen meines Lebensstils, die ich zur Unterstützung meiner Behandlung vornehmen sollte?
- Wie ändert sich mein Behandlungsplan, wenn meine Leukämie fortschreitet?
- Stehen mir Selbsthilfegruppen oder Ressourcen zur Verfügung?
- Können Sie die Risiken und Vorteile jeder Behandlungsoption erläutern?
- Gibt es mögliche Komplikationen im Zusammenhang mit der Behandlung?
- Wie ändert sich mein Behandlungsplan, wenn meine Leukämie zurückgeht?
- Wie kann ich Schmerzen oder Beschwerden während der Behandlung in den Griff bekommen?
- Gibt es Ernährungsrichtlinien, die ich während der Behandlung befolgen sollte?
- Gibt es Medikamente, die ich während der Behandlung vermeiden sollte?

- Wie ändert sich mein Behandlungsplan, wenn meine Leukämie erneut auftritt?
- Wie ändert sich mein Behandlungsplan, wenn sich meine Leukämie auf andere Teile meines Körpers ausbreitet?
- Gibt es irgendwelche Langzeitfolgen der Behandlung, die ich beachten sollte?
- Gibt es alternative oder ergänzende Therapien, die ich zusätzlich zu meiner Behandlung nutzen kann?
- Wie ändert sich mein Behandlungsplan, wenn meine Leukämie therapieresistent wird?
- Gibt es Unterstützungsangebote für meine Familie und meine Liebsten?
- Können Sie die Risiken und Vorteile einer Stammzelltransplantation erklären?
- Gibt es finanzielle Unterstützungsprogramme für meine Behandlung?

- Wie ändert sich mein Behandlungsplan, wenn ich während der Behandlung eine Infektion bekomme?
- Gibt es Forschungsstudien, an denen ich teilnehmen kann?
- Wie kann ich über die neuesten Entwicklungen in der Leukämiebehandlung informiert bleiben?
- Gibt es Unterstützungsangebote für mein geistiges und emotionales Wohlbefinden?
- Können Sie die Risiken und Vorteile einer Strahlentherapie erläutern?
- Wie ändert sich mein Behandlungsplan, wenn meine Leukämie resistent gegen eine Chemotherapie wird?
- Gibt es Unterstützungsangebote für meine körperliche Rehabilitation?
- Wie ändert sich mein Behandlungsplan, wenn ich einen Rückfall erleide?

- Gibt es Unterstützungsangebote für meine Betreuer?
- Können Sie die Risiken und Vorteile einer Immuntherapie erläutern?
- Wie ändert sich mein Behandlungsplan, wenn meine Leukämie gegen mehrere Behandlungen resistent wird?
- Gibt es Unterstützungsangebote für meine spirituellen oder religiösen Bedürfnisse?
- Wie kann ich an klinischen Studien und Forschungsstudien teilnehmen?
- Gibt es Unterstützungsangebote für mein emotionales und mentales Wohlbefinden während und nach der Behandlung?

KAPITEL 2

Missverständnisse/Mythen über Leukämie ausräumen

Leukämie ist eine Krebsart, die das Blut und das Knochenmark befällt und eine der häufigsten Krebsarten bei Kindern und Erwachsenen ist.
Trotz der Prävalenz von Leukämie und der umfangreichen Forschung zu dieser Krankheit gibt es immer noch viele Mythen und Missverständnisse rund um die Krankheit. In diesem Kapitel werden wir einige der häufigsten Mythen und Missverständnisse über Leukämie untersuchen und die Fakten untersuchen, die sie in diesem Kapitel widerlegen.

MYTHOS: Leukämie ist eine ansteckende Krankheit.

FAKT: Leukämie ist nicht ansteckend und kann nicht durch gelegentlichen Kontakt von Mensch zu Mensch übertragen werden.

MYTHOS: Leukämie betrifft nur Kinder.
FAKT: Leukämie kann Menschen jeden Alters betreffen, auch Erwachsene.

MYTHOS: Leukämie ist immer tödlich.
FAKT: Viele Menschen mit Leukämie können erfolgreich behandelt werden und erleiden eine Remission.

MYTHOS: Leukämie wird durch Strahlung verursacht.
FAKT: Strahlenexposition kann zwar das Risiko für die Entwicklung von Leukämie erhöhen, sie ist jedoch nicht die einzige Ursache.

MYTHOS: Leukämie wird durch Stress verursacht.
FAKT: Es gibt keine Hinweise darauf, dass Stress Leukämie verursacht.

MYTHOS: Leukämie ist eine seltene Krankheit.
FAKT: Leukämie ist eine der häufigsten Krebsarten und betrifft jedes Jahr etwa 60.000 Menschen in den Vereinigten Staaten.

MYTHOS: Leukämie betrifft nur das Blut.
FAKT: Leukämie kann das Blut und das Knochenmark sowie andere Organe und Systeme im Körper beeinträchtigen.

MYTHOS: Leukämie wird nur mit Chemotherapie behandelt.
FAKT: Leukämie wird mit einer Kombination von Therapien behandelt, darunter Chemotherapie, Strahlentherapie und Knochenmarktransplantation.

MYTHOS: Leukämie ist immer heilbar.
FAKT: Während viele Menschen mit Leukämie erfolgreich behandelt werden

können, kommt es nicht bei jedem zu einer Remission oder Heilung.

MYTHOS: Leukämie wird durch den Verzehr von zu viel Zucker verursacht.
FAKT: Es gibt keine Hinweise darauf, dass der Verzehr von Zucker Leukämie verursacht.

MYTHOS: Leukämie wird durch den Kontakt mit Pestiziden verursacht.
FAKT: Auch wenn die Exposition gegenüber Pestiziden das Risiko einer Leukämieerkrankung erhöhen kann, ist dies nicht die einzige Ursache.

MYTHOS: Leukämie wird durch die Einwirkung elektromagnetischer Strahlung verursacht.
FAKT: Es gibt keine Hinweise darauf, dass die Exposition gegenüber elektromagnetischer Strahlung Leukämie verursacht.

MYTHOS: Leukämie wird durch Umweltverschmutzung verursacht.
FAKT: Auch wenn die Belastung durch Umweltverschmutzung das Risiko einer Leukämieerkrankung erhöhen kann, ist dies nicht die einzige Ursache.

MYTHOS: Leukämie wird durch Passivrauchen verursacht.
FAKT: Passivrauchen kann zwar das Risiko erhöhen, an Leukämie zu erkranken, ist aber nicht die einzige Ursache.

MYTHOS: Leukämie wird durch den Kontakt mit Viren verursacht.
FAKT: Einige Viren können zwar das Risiko für die Entwicklung von Leukämie erhöhen, dies ist jedoch nicht die einzige Ursache.

MYTHOS: Leukämie wird durch den Kontakt mit Chemikalien verursacht.
FAKT: Auch wenn der Kontakt mit einigen Chemikalien das Risiko einer

Leukämieerkrankung erhöhen kann, ist dies nicht die einzige Ursache.

MYTHOS: Leukämie wird durch eine genetische Veranlagung verursacht.
FAKT: Auch wenn manche Menschen aufgrund einer genetischen Veranlagung einem höheren Risiko ausgesetzt sind, an Leukämie zu erkranken, ist dies nicht die einzige Ursache.

MYTHOS: Leukämie wird durch den Kontakt mit Pestiziden verursacht.
FAKT: Auch wenn die Exposition gegenüber Pestiziden das Risiko einer Leukämieerkrankung erhöhen kann, ist dies nicht die einzige Ursache.

MYTHOS: Leukämie ist kein Krebs
FAKT: Jüngste Umfragen ergaben, dass zwar die Mehrheit der Menschen vor der Diagnose von Leukämie gehört hatte, etwa zwei Drittel jedoch nicht wussten, dass es

sich bei Leukämie um einen Blutkrebs handelt.

MYTHOS: „Leukämie" bezieht sich auf eine Krankheit
FAKT: Der Begriff „Leuk" bedeutet Weiß und „Aämie" bezieht sich auf eine Störung des Blutes. Daher ist Leukämie ein Sammelbegriff für bösartige Erkrankungen der weißen Blutkörperchen.
Es gibt eigentlich vier Grundarten und weitere Subtypen von Leukämie, die sich auf ganz unterschiedliche Weise manifestieren.

MYTHOS: Leukämie ist eine Krankheit, die vor allem Kinder betrifft
FAKT: Leukämie ist die häufigste Krebsart bei Jugendlichen und macht einen von drei Krebsfällen aus. Allerdings machen Kinder (unter 16 Jahren) einen relativ kleinen Teil aller Leukämiepatienten aus. Tatsächlich sind zwei Drittel der Leukämiepatienten über 65 Jahre alt.

MYTHOS: Die Anzeichen einer Leukämie sind sehr spezifisch

FAKT: Die Schwierigkeit bei Leukämiesymptomen besteht darin, dass sie vage und unspezifisch sind, was bedeutet, dass die Mehrheit der Patienten (83 %) vor der Diagnose nicht erkennt, dass sie Krebs haben. Viele Patienten gehen davon aus, dass ihre Symptome durch ein gewöhnliches Virus, einen geschäftigen Lebensstil oder einfach nur durch das Alter verursacht wurden.

Sie können unsere Symptomkarten verwenden, um die Symptome zu verstehen, die bei Personen unterschiedlichen Alters vor der Diagnose am häufigsten auftreten.

MYTHOS: Man erkennt, dass jemand an Leukämie leidet, weil es ihm schlecht geht

FAKT: Während der Leukämie-Reise kann es Momente geben, in denen Menschen unter den schlimmeren Folgen der Leukämie oder der Therapie leiden. Vor der

Diagnose kann eine Leukämie unter anderem dazu führen, dass Patienten abnehmen, blass aussehen und mehr Blutergüsse als gewöhnlich haben.

Viele Patienten mit chronischer Leukämie leben jedoch nach der Diagnose möglicherweise mit Leukämie und sehen körperlich gesund aus, da ihre Symptome durch eine Therapie erfolgreich kontrolliert werden können.

MYTHOS: Alle Leukämiepatienten müssen sofort behandelt werden

FAKT: Über 95 % der Patienten mit akuter Leukämie beginnen sofort nach der Diagnose mit der Behandlung, da die bösartige Erkrankung schnell wächst. Die Mehrheit der Patienten mit chronischer myeloischer Leukämie (CML) beginnt außerdem so schnell wie möglich nach der Diagnose mit der Therapie mit einer täglichen Pille.

Andererseits muss nur jeder dritte Patient mit chronischer lymphatischer Leukämie (CLL) sofort mit der Therapie beginnen. Andere werden auf „Beobachten und Abwarten" angewiesen, was bedeutet, dass ihre Leukämie regelmäßig beurteilt wird und die Behandlung nur dann begonnen wird, wenn es erforderlich ist.

MYTHOS: Leukämiekranke verlieren nach der Therapie ihre Haare

FAKT: Bei den meisten Leukämiearten ist die Chemotherapie heute die wichtigste Behandlungsmethode, weshalb manche Menschen ihre Haare verlieren können. Entgegen der landläufigen Annahme führen jedoch nicht alle Chemotherapie-Behandlungen zu Haarausfall.

Wie bereits erwähnt, wird die Mehrheit der CML-Patienten (~95 %) mit einer täglichen Pille, einem Tyrosinkinase-Inhibitor (TKI)-Medikament, sehr gut behandelt.

Dieses Arzneimittel zielt auf eine bestimmte Mutation in den Leukämiezellen ab und verursacht im Allgemeinen keinen Haarausfall.

MYTHOS: Leukämie ist unheilbar
FAKT: Die Behandlung akuter Leukämie kann bei Menschen, die gesund genug sind, um die intensiven Therapien zu ertragen, sehr effektiv sein. Bei Kindern unter 14 Jahren beispielsweise liegt die Überlebensrate bei nahezu 90 %.

Bei der allogenen Stammzelltransplantation werden gesunde Blutstammzellen von einem Spender auf den Patienten übertragen und die durch die Chemotherapie verlorenen Stammzellen ersetzt. Dieses Medikament hat sich bei bestimmten Leukämiepatienten als heilend erwiesen.

Es gibt auch aktuelle Untersuchungen, die untersuchen, ob CML-Patienten nach dem

Absetzen ihrer Medikamente in einer langfristigen, behandlungsfreien Remission bleiben. Für manche wird dies als Heilmittel angesehen.

Zusammenfassend lässt sich sagen, dass Leukämie eine komplexe und schwerwiegende Krankheit ist, die oft von Mythen und Missverständnissen umgeben ist.
Es ist wichtig, die Fakten über Leukämie zu verstehen, um fundierte Entscheidungen über Behandlung und Pflege treffen zu können.

Obwohl beim Verständnis und der Behandlung von Leukämie Fortschritte erzielt wurden, gibt es noch viel zu lernen über diese Krankheit. Es ist von entscheidender Bedeutung, dass wir Forschung und Bildung weiterhin unterstützen, um das Leben der von Leukämie Betroffenen zu verbessern.

KAPITEL 3
Tipps zur Bewältigung von Leukämie

Umgang mit den körperlichen Symptomen der Leukämie, wie Müdigkeit und Schmerzen
Leukämie ist eine Krebsart, die Blut und Knochenmark befällt und verschiedene körperliche Symptome verursachen kann. Zu den häufigsten Symptomen einer Leukämie gehören Müdigkeit und Schmerzen.

Müdigkeit ist ein häufiges Symptom von Leukämie und kann durch den Krebs selbst oder durch die zu seiner Bekämpfung eingesetzten Behandlungen verursacht werden. Um Müdigkeit zu bewältigen, ist es wichtig, sich ausreichend auszuruhen und Aktivitäten so zu planen, dass man zwischendurch Zeit zum Ausruhen hat. Es ist auch hilfreich, sich gesund zu ernähren und Sport zu treiben sowie Koffein und Alkohol zu meiden.

Schmerzen können auch ein Symptom einer Leukämie sein und durch den Krebs selbst oder durch die zu seiner Bekämpfung eingesetzten Behandlungen verursacht werden. Um mit Schmerzen fertig zu werden, ist es wichtig, mit Ihrem Arzt über die besten Behandlungsmöglichkeiten zu sprechen.

Es gibt viele verschiedene Arten von Schmerzmitteln, die zur Schmerzbekämpfung eingesetzt werden können, darunter rezeptfreie Schmerzmittel, verschreibungspflichtige Schmerzmittel und ergänzende Therapien wie Akupunktur oder Massage.

Weitere Strategien, die bei körperlichen Symptomen einer Leukämie helfen können, sind:

- Führen Sie ein Tagebuch über Ihre Symptome, damit Sie nachverfolgen können, was funktioniert und was nicht.
- Treten Sie einer Selbsthilfegruppe bei, in der Sie mit anderen sprechen können, die ähnliche Erfahrungen machen, und Tipps zur Bewältigung erhalten.
- Üben Sie Entspannungstechniken wie Meditation, tiefes Atmen oder Yoga.
- Behalten Sie eine positive Einstellung bei und versuchen Sie, sich auf die Dinge zu konzentrieren, die Sie tun können, anstatt sich mit dem zu beschäftigen, was Sie nicht tun können.

Es ist wichtig, sich daran zu erinnern, dass jeder anders ist und dass das, was für den einen funktioniert, möglicherweise nicht für den anderen funktioniert. Es ist auch wichtig zu wissen, dass die Symptome je nach Stadium der Leukämie und der durchgeführten Behandlung variieren. Fragen Sie immer Ihren Arzt oder Gesundheitsdienstleister nach den besten Ratschlägen und Behandlungsmöglichkeiten für Sie.

BEHANDLUNG DER BEHANDLUNGSBEDINGTEN NEBENWIRKUNGEN VON LEUKÄMIE, WIE ÜBELKEIT UND HAARAUSFALL

Der Umgang mit behandlungsbedingten Nebenwirkungen von Leukämie ist ein wichtiger Aspekt der Versorgung von Personen, die sich einer Chemotherapie oder anderen Behandlungen dieser Krebsart unterziehen.

Eine häufige Nebenwirkung der Leukämiebehandlung ist Übelkeit. Medikamente gegen Übelkeit wie Ondansetron und Granisetron können verschrieben werden, um das Gefühl von Übelkeit und Erbrechen zu lindern. Darüber hinaus können auch andere Strategien wie das Essen kleiner, häufiger Mahlzeiten und das Vermeiden starker Gerüche bei der Behandlung von Übelkeit hilfreich sein.

Eine weitere häufige Nebenwirkung der Leukämiebehandlung ist Haarausfall. Dies kann für viele Menschen belastend sein, aber es gibt Möglichkeiten, damit umzugehen. Eine Möglichkeit ist die Verwendung einer Kältekappe, einer speziellen Kappe, die auf eine sehr niedrige Temperatur abgekühlt wird, bevor sie während der Chemotherapie auf dem Kopf getragen wird.

Dies kann dazu beitragen, das Ausmaß des Haarausfalls zu reduzieren, indem die Blutgefäße in der Kopfhaut verengt werden, wodurch die Menge an Chemotherapeutika, die die Haarfollikel erreichen, begrenzt wird. Darüber hinaus kann das Tragen eines

Schals oder einer Mütze helfen, Haarausfall zu kaschieren.

Weitere mögliche Nebenwirkungen einer Leukämiebehandlung sind Müdigkeit, Infektionen, Anämie sowie Blutungen oder Blutergüsse. Diese Nebenwirkungen können mit Medikamenten, Ruhe und anderen Therapien behandelt werden. Es ist wichtig, dass Sie mit Ihrem Gesundheitsteam über alle Nebenwirkungen sprechen, die bei Ihnen auftreten, damit es angemessene Pflege und Unterstützung leisten kann.

Zusammenfassend lässt sich sagen, dass die Behandlung behandlungsbedingter Nebenwirkungen von Leukämie einen multidisziplinären Ansatz erfordert, der den Einsatz von Medikamenten, unterstützende Pflege und psychologische Unterstützung umfasst. Es ist wichtig, mit Ihrem Gesundheitsteam zu kommunizieren, um die bestmögliche Pflege und Unterstützung zu erhalten

TIPPS ZUM AUFBAU EINES UNTERSTÜTZUNGSSYSTEMS FÜR FREUNDE, FAMILIE UND GESUNDHEITSFACHPERSONAL NACH DER DIAGNOSE VON LEUKÄMIE

Die Diagnose Leukämie kann eine schwierige und überwältigende Erfahrung sein, aber ein Unterstützungssystem kann auf Ihrem Weg einen großen Unterschied machen. Ein Unterstützungssystem kann Freunde, Familie und medizinisches Fachpersonal umfassen, die emotionale, praktische und medizinische Unterstützung leisten können.

Hier sind einige Tipps, die Ihnen beim Aufbau eines starken Unterstützungssystems nach der Diagnose einer Leukämie helfen sollen.

KONTAKT MIT FREUNDEN UND FAMILIE: Ihre Freunde und Familie sind die Menschen, die Sie am besten kennen und denen Sie am meisten am Herzen liegen. Sie können emotionale Unterstützung bieten und ein offenes Ohr sein, wenn Sie über Ihre Gefühle sprechen müssen. Lassen Sie sie wissen, was Sie von ihnen brauchen, sei es ein Anruf, ein Besuch oder einfach nur jemand zum Reden.

Treten Sie einer Selbsthilfegruppe bei: Der Beitritt zu einer Selbsthilfegruppe für Menschen mit Leukämie kann eine großartige Möglichkeit sein, mit anderen in Kontakt zu treten, die verstehen, was Sie durchmachen. Sie können Ihre Erfahrungen teilen, Fragen stellen und Unterstützung von anderen erhalten, die sich in der gleichen Situation befinden.

VERBINDEN SIE SICH MIT IHREM GESUNDHEITSTEAM: Ihr Gesundheitsteam, einschließlich Ihres Arztes, Ihrer Krankenschwester und Ihres Sozialarbeiters, kann Ihnen wichtige medizinische Informationen und Unterstützung geben. Sie können Sie auch mit anderen Ressourcen verbinden, beispielsweise mit finanzieller Unterstützung oder Patientenvertretungen.

BILDEN SIE SICH: Wenn Sie so viel wie möglich über Leukämie lernen, können Sie das Gefühl haben, Ihre Situation besser unter Kontrolle zu haben. Sie können Bücher, Artikel oder Broschüren über Leukämie lesen oder mit Ihrem Gesundheitsteam über Ihre spezifische Diagnose und Behandlungsmöglichkeiten sprechen.

Kümmern Sie sich um sich selbst: Für Ihr körperliches und geistiges Wohlbefinden ist es wichtig, auf sich selbst aufzupassen. Achten Sie darauf, sich gut zu ernähren, Sport zu treiben und ausreichend zu schlafen. Üben Sie Selbstfürsorgeaktivitäten wie Yoga, Meditation oder

Tagebuchschreiben, um mit Stress umzugehen.

Seien Sie offen und ehrlich: Wenn Sie ehrlich zu Ihren Gefühlen und Bedürfnissen sind, können Sie ein stärkeres Unterstützungssystem aufbauen. Haben Sie keine Angst, um Hilfe zu bitten oder Nein zu Dingen zu sagen, bei denen Sie sich nicht wohl fühlen.

Insgesamt kann der Aufbau eines Unterstützungssystems aus Freunden, Familie und medizinischem Fachpersonal nach der Diagnose einer Leukämie hilfreich sein, um die Herausforderungen zu bewältigen, die diese Krankheit mit sich bringt. Denken Sie daran, auf sich selbst aufzupassen, offen und ehrlich mit Ihren Bedürfnissen umzugehen und niemals Angst zu haben, um Hilfe zu bitten

Suche nach finanzieller Unterstützung und Ressourcen zur Kostenkontrolle bei der Behandlung von Leukämie

Leukämie ist eine Krebsart, die Blut und Knochenmark befällt und deren Behandlung eine kostspielige Erkrankung sein kann. Die Kosten für die Behandlung von Leukämie können Krankenhausaufenthalte, Chemotherapie, Strahlentherapie und Medikamente umfassen.

Viele Patienten und ihre Familien haben möglicherweise Schwierigkeiten, diese Kosten zu bezahlen. Deshalb ist es wichtig zu wissen, wo sie finanzielle Unterstützung und Ressourcen finden können, um die Kosten für die Behandlung von Leukämie zu decken.

Eine der ersten Anlaufstellen für finanzielle Unterstützung ist die Krankenkasse des Patienten. Viele Versicherungspläne übernehmen einen Teil der Kosten für die

Behandlung von Leukämie. Es ist jedoch wichtig, den spezifischen Versicherungsschutz und die möglicherweise anfallenden Auslagen zu kennen. Patienten sollten sich auch über etwaige lebenslange Beschränkungen oder Einschränkungen des Versicherungsschutzes im Klaren sein.

Eine weitere Möglichkeit zur finanziellen Unterstützung sind staatliche Programme wie Medicaid und Medicare. Diese Programme sollen Personen Schutz bieten, die bestimmte finanzielle und medizinische Kriterien erfüllen. Patienten sollten sich beim Medicaid-Büro ihres Staates erkundigen, ob sie berechtigt sind.

Patienten können möglicherweise auch finanzielle Unterstützung durch lokale Organisationen und Stiftungen erhalten. Viele Krebsorganisationen und Patientenvertretungen bieten finanzielle Unterstützung zur Deckung der

Behandlungskosten an. Patienten können auch nach Stiftungen suchen, die Zuschüsse für bestimmte Krebsarten wie Leukämie gewähren.

Patienten können möglicherweise auch finanzielle Unterstützung von Pharmaunternehmen erhalten, die Medikamente zur Behandlung von Leukämie herstellen. Viele Unternehmen verfügen über Patientenhilfsprogramme, die berechtigten Patienten kostenlose oder ermäßigte Medikamente anbieten.

Schließlich können sich Patienten auch an Crowdfunding-Plattformen wenden, um Geld für die Behandlungskosten zu sammeln. Auf diesen Plattformen können Patienten eine Spendenaktion starten und diese mit Freunden, Familie und der Gemeinschaft teilen, um Geld für Behandlungskosten zu sammeln.

Insgesamt kann die Suche nach finanzieller Unterstützung und Ressourcen zur Bewältigung der Kosten einer Leukämiebehandlung eine entmutigende Aufgabe sein, aber mit Hilfe von Versicherungsanbietern, Regierungsprogrammen, lokalen Organisationen, Stiftungen, Pharmaunternehmen und Crowdfunding-Plattformen können Patienten Wege finden, die Kosten zu bewältigen Kosten und konzentrieren sich auf ihre Behandlung und Genesung. Es ist auch wichtig, die Hilfe eines professionellen Finanzberaters oder Sozialarbeiters in Anspruch zu nehmen, der Sie über die besten verfügbaren Optionen beraten und beraten kann.

Bleiben Sie über die neuesten Behandlungen und Forschungen zu Leukämie auf dem Laufenden

Sich über die neuesten Behandlungen und Forschungsergebnisse zu Leukämie zu informieren, ist ein wichtiger Schritt zur Bewältigung der Krankheit und zur Verbesserung der Heilungschancen. Leukämie ist eine Krebserkrankung des Blutes und des Knochenmarks und es ist wichtig, über die neuesten Behandlungsmethoden und Forschungsergebnisse auf dem Laufenden zu bleiben, um den Patienten das bestmögliche Ergebnis zu gewährleisten.

Eine der besten Möglichkeiten, über die neuesten Behandlungen und Forschungsergebnisse zu Leukämie auf dem Laufenden zu bleiben, ist die Konsultation eines auf diesem Gebiet spezialisierten Arztes. Dies kann ein Hämatologe, ein Onkologe oder ein Leukämiespezialist sein. Diese medizinischen Fachkräfte werden in der Lage sein, die aktuellsten Informationen über die neuesten Behandlungen und

Forschungsergebnisse für Leukämie bereitzustellen und Patienten dabei zu helfen, fundierte Entscheidungen über ihre Behandlung zu treffen.

Eine weitere Möglichkeit, über die neuesten Behandlungen und Forschungsergebnisse zu Leukämie auf dem Laufenden zu bleiben, besteht darin, sich an nationale und internationale Leukämieorganisationen zu wenden.
Diese Organisationen verfügen häufig über Websites und Newsletter, die über die neuesten Behandlungen und Forschungsergebnisse zu Leukämie informieren. Sie stellen möglicherweise auch Informationen über Selbsthilfegruppen, klinische Studien und andere Ressourcen für Patienten und Familien bereit, die von Leukämie betroffen sind.

Darüber hinaus können sich Patienten durch die Lektüre von Artikeln und wissenschaftlichen Zeitschriften zum Thema Leukämie auf dem Laufenden halten. Dadurch erhalten sie ein besseres Verständnis der neuesten Behandlungen und Forschungsergebnisse für Leukämie und erhalten Einblicke in den Krankheitsverlauf.

Schließlich können Patienten durch die Teilnahme an Konferenzen und Seminaren zum Thema Leukämie informiert bleiben. Bei diesen Veranstaltungen finden häufig Vorträge führender Forscher und Mediziner statt und Sie haben die Möglichkeit, sich über die neuesten Behandlungsmethoden und Forschungsergebnisse zu Leukämie zu informieren.

Zusammenfassend lässt sich sagen, dass es für Patienten und Familien, die von dieser Krankheit betroffen sind, von entscheidender Bedeutung ist, über die neuesten Behandlungen und Forschungsergebnisse zu Leukämie informiert zu bleiben. Durch die Beratung mit medizinischem Fachpersonal, die Beratung mit nationalen und internationalen Leukämie-Organisationen, das Lesen von Artikeln und wissenschaftlichen Zeitschriften sowie die Teilnahme an Konferenzen und Seminaren können Patienten informiert bleiben und die besten Entscheidungen über ihre Behandlung treffen.

Aufrechterhaltung eines gesunden Lebensstils durch Ernährung, Bewegung und Stressmanagement nach der Diagnose einer Leukämie

Die Diagnose einer Leukämie kann ein lebensveränderndes Ereignis sein und es ist wichtig, Maßnahmen zur Aufrechterhaltung eines gesunden Lebensstils zu ergreifen, um den Körper während der Behandlung und Genesung zu unterstützen. Ernährung, Bewegung und Stressbewältigung sind Schlüsselkomponenten für die

Aufrechterhaltung eines gesunden Lebensstils nach einer Leukämiediagnose.

Die Ernährung ist ein wesentlicher Bestandteil der Aufrechterhaltung eines gesunden Lebensstils nach einer Leukämiediagnose. Eine ausgewogene Ernährung mit viel Obst, Gemüse und magerem Eiweiß kann dabei helfen, den Körper während der Behandlung und Genesung zu unterstützen.

Es ist auch wichtig, verarbeitete Lebensmittel und zuckerhaltige Getränke einzuschränken, da diese zu Gewichtszunahme und Entzündungen beitragen können. Darüber hinaus ist es wichtig, ausreichend Flüssigkeit zu sich zu nehmen, indem man den ganzen Tag über viel Wasser und andere Flüssigkeiten trinkt.

Bewegung ist ein weiterer wichtiger Aspekt zur Aufrechterhaltung eines gesunden Lebensstils nach einer Leukämiediagnose.

Regelmäßige körperliche Aktivität kann dazu beitragen, das Immunsystem zu stärken, Müdigkeit zu reduzieren und das allgemeine Wohlbefinden zu verbessern. Es ist jedoch wichtig, vor Beginn eines neuen Trainingsprogramms einen Arzt zu konsultieren, da einige Arten der Leukämiebehandlung die Fähigkeit zur Ausübung bestimmter Aktivitäten einschränken können. Möglicherweise werden Übungen mit geringer Belastung wie Gehen, Schwimmen oder Yoga empfohlen.

Stressbewältigung ist auch für die Aufrechterhaltung eines gesunden Lebensstils nach einer Leukämiediagnose von entscheidender Bedeutung. Stress kann sich negativ auf das Immunsystem des Körpers auswirken und zu Angstgefühlen und Depressionen führen.

Es ist wichtig, sich an Aktivitäten zu beteiligen, die Entspannung fördern und Stress abbauen, wie zum Beispiel

Meditation, Yoga oder Zeit im Freien verbringen. Darüber hinaus ist es wichtig, sich Unterstützung von Freunden, der Familie oder einem Therapeuten zu holen, um bei der Bewältigung emotionaler oder psychischer Belastungen zu helfen.

Zusammenfassend lässt sich sagen, dass die Aufrechterhaltung eines gesunden Lebensstils durch Ernährung, Bewegung und Stressbewältigung für jeden, bei dem Leukämie diagnostiziert wurde, von entscheidender Bedeutung ist.

Durch eine ausgewogene Ernährung, regelmäßige körperliche Aktivität und Stressbewältigung können Einzelpersonen ihren Körper während der Behandlung und Genesung unterstützen und ihr allgemeines Wohlbefinden verbessern. Es ist jedoch wichtig, einen Arzt zu konsultieren, bevor Sie Änderungen an der Ernährung oder dem Trainingsprogramm vornehmen.

Erforschung alternativer und komplementärer Therapien zur Ergänzung der traditionellen medizinischen Behandlung von Leukämie

Die traditionelle medizinische Behandlung von Leukämie umfasst Chemotherapie, Strahlentherapie und Knochenmarktransplantation. Während diese Behandlungen bei der Bekämpfung der Krankheit wirksam sein können, können sie auch erhebliche Nebenwirkungen wie Übelkeit, Müdigkeit und Haarausfall verursachen.

Alternative und komplementäre Therapien können die traditionelle medizinische Behandlung von Leukämie ergänzen und dazu beitragen, die Nebenwirkungen von Chemotherapie und Strahlentherapie zu lindern. Zu den beliebtesten alternativen und ergänzenden Therapien gegen Leukämie gehören:

AKUPUNKTUR: Akupunktur ist eine Form der traditionellen chinesischen Medizin, bei der dünne Nadeln in bestimmte Punkte des Körpers eingeführt werden. Es wird angenommen, dass es dabei hilft, die Energie des Körpers auszugleichen und das Immunsystem zu stärken. Akupunktur kann helfen, Übelkeit, Müdigkeit und Schmerzen im Zusammenhang mit einer Chemotherapie zu lindern.

YOGA: Yoga ist eine Übungsform, die Körperhaltungen, Atemtechniken und Meditation kombiniert. Es wird angenommen, dass es dabei hilft, Stress abzubauen und die allgemeine Gesundheit zu verbessern. Yoga kann helfen, Müdigkeit zu reduzieren und das allgemeine Wohlbefinden von Menschen mit Leukämie zu verbessern.

KRÄUTERERGÄNZUNGSMITTEL: Pflanzliche Nahrungsergänzungsmittel können zur Unterstützung des

Immunsystems und zur Verringerung der Nebenwirkungen einer Chemotherapie eingesetzt werden. Zu den am häufigsten verwendeten pflanzlichen Nahrungsergänzungsmitteln gegen Leukämie gehören Ashwagandha, Kurkuma und Ginseng.

MASSAGETHERAPIE: Eine Massagetherapie kann helfen, Stress abzubauen, die Durchblutung zu verbessern und die mit Leukämie verbundenen Schmerzen zu lindern. Es kann auch helfen, Übelkeit, Müdigkeit und Angstzustände zu reduzieren.

MEDITATION UND VISUALISIERUNG: Meditation und Visualisierung sind Formen der Geist-Körper-Therapie, die helfen können, Stress abzubauen und das allgemeine Wohlbefinden zu verbessern. Sie können auch dazu beitragen, die Schlafqualität zu verbessern und Angstzustände zu reduzieren.

Es ist wichtig zu beachten, dass alternative und ergänzende Therapien nicht als Ersatz für die traditionelle medizinische Behandlung von Leukämie eingesetzt werden sollten. Sie sollten in Verbindung mit einer herkömmlichen medizinischen Behandlung und unter Anleitung eines qualifizierten medizinischen Fachpersonals angewendet werden.

Zusammenfassend lässt sich sagen, dass alternative und komplementäre Therapien die traditionelle medizinische Behandlung von Leukämie ergänzen und dazu beitragen können, die Nebenwirkungen von Chemotherapie und Strahlentherapie zu lindern.
Sie können auch das allgemeine Wohlbefinden von Menschen mit Leukämie verbessern. Es ist wichtig, mit einem Arzt zu sprechen, bevor Sie mit einer alternativen oder ergänzenden Therapie beginnen, um sicherzustellen, dass diese sicher und für Sie geeignet ist.

ENTSCHEIDUNGEN BEI LEUKÄMIE AM LEBENSENDE UND PLANUNG EINER ERWEITERTEN PFLEGE.

Entscheidungen über Leukämie am Lebensende und die Planung einer fortgeschrittenen Pflege können sowohl für die Person mit Leukämie als auch für ihre Angehörigen ein schwieriger und emotionaler Prozess sein. Es ist wichtig, eine offene und ehrliche Kommunikation mit Gesundheitsdienstleistern und Angehörigen über Behandlungsmöglichkeiten, Prognose und Wünsche für das Lebensende zu führen.

Wenn Entscheidungen über das Lebensende einer Person mit Leukämie getroffen werden, ist es wichtig, den allgemeinen Gesundheitszustand, die Lebensqualität sowie die persönlichen Werte und Vorlieben der Person zu berücksichtigen. Wenn die Leukämie nicht mehr auf die Behandlung anspricht oder sich der Gesundheitszustand der Person rapide verschlechtert, kann sich der Schwerpunkt der Pflege auf die Linderung der Symptome und die Bereitstellung von Trost verlagern. Dazu kann die Hospizpflege gehören, bei der es sich um eine spezialisierte Pflege für Menschen am Lebensende handelt, bei der der Schwerpunkt eher auf Komfort und Lebensqualität als auf Heilbehandlungen liegt.

Eine erweiterte Pflegeplanung ist auch ein wichtiger Aspekt der Sterbebegleitung von Menschen mit Leukämie. Dazu kann die Erörterung und Dokumentation von Wünschen am Lebensende gehören, wie z. B. bevorzugte Behandlungen und lebenserhaltende Maßnahmen, und die Ernennung einer Gesundheitsvollmacht, die im Namen der Person Entscheidungen trifft, wenn diese dazu nicht mehr in der Lage ist. Es ist auch wichtig sicherzustellen, dass die Angehörigen und Gesundheitsdienstleister der Person über ihre Wünsche am

Lebensende informiert sind und diese respektiert werden.

Es ist auch wichtig, sich auf die emotionalen und psychologischen Aspekte der Sterbebegleitung und Entscheidungsfindung vorzubereiten. Dazu kann die Suche nach Unterstützung durch einen Therapeuten oder Berater sowie Gespräche mit Angehörigen, Freunden und Selbsthilfegruppen gehören.

Es ist wichtig, sich daran zu erinnern, dass die Reise am Lebensende für jeden Menschen einzigartig ist. Und dass die beste Entscheidung diejenige sein wird, die mit den Werten, Vorlieben und Pflegezielen der Person übereinstimmt

KAPITEL 4

Komplementäre und alternative Behandlung von Leukämie

EINFÜHRUNG IN KOMPLEMENTÄRE UND ALTERNATIVE BEHANDLUNGEN FÜR LEUKÄMIE

Leukämie ist eine Krebsart, die Blut und Knochenmark befällt. Komplementäre und alternative Behandlungen (CAM) sind Therapien, die zusätzlich zu oder anstelle von konventionellen medizinischen Behandlungen eingesetzt werden. Einige Beispiele für CAM-Behandlungen bei Leukämie sind:

AKUPUNKTUR: Bei dieser Praxis der traditionellen chinesischen Medizin werden dünne Nadeln in bestimmte Punkte des

Körpers eingeführt, um die Energie auszugleichen und die Heilung zu fördern.

PFLANZLICHE MEDIZIN: Diese Art der CAM-Behandlung nutzt pflanzliche Heilmittel zur Behandlung verschiedener Gesundheitszustände. Zu den Kräutern, die zur Behandlung von Leukämie eingesetzt werden können, gehören Ashwagandha, Kurkuma und Reishi-Pilze.

MEDITATION UND YOGA: Diese Übungen können dazu beitragen, Stress abzubauen und das allgemeine Wohlbefinden zu verbessern, was für Menschen mit Leukämie von Vorteil sein kann.

ERNÄHRUNGSTHERAPIE: Eine gesunde Ernährung kann dazu beitragen, das Immunsystem zu stärken und die allgemeine Gesundheit zu unterstützen. Einige Lebensmittel, die für Menschen mit Leukämie nützlich sein können, sind Obst, Gemüse und Vollkornprodukte.

Es ist wichtig zu beachten, dass CAM-Behandlungen kein Ersatz für konventionelle medizinische Behandlungen sind und es wichtig ist, einen Arzt zu konsultieren, bevor Sie eine CAM-Behandlung versuchen.

ÜBERBLICK ÜBER KONVENTIONELLE LEUKÄMIE-BEHANDLUNGEN UND IHRE MÖGLICHEN NEBENWIRKUNGEN

Konventionelle Leukämiebehandlungen umfassen Chemotherapie, Strahlentherapie und Knochenmarktransplantation. Diese Behandlungen zielen darauf ab, Krebszellen zu zerstören, können aber auch negative Auswirkungen auf gesunde Zellen haben und zu Nebenwirkungen führen.

CHEMOTHERAPIE: Bei der Chemotherapie werden Medikamente eingesetzt, um

Krebszellen abzutöten. Die Medikamente können intravenös oder oral verabreicht werden. Zu den häufigen Nebenwirkungen zählen Haarausfall, Übelkeit und Erbrechen, Müdigkeit und ein erhöhtes Infektionsrisiko.

STRAHLENTHERAPIE: Bei der Strahlentherapie werden hochenergetische Röntgenstrahlen oder andere Strahlungsformen eingesetzt, um Krebszellen abzutöten. Zu den Nebenwirkungen können Müdigkeit, Hautreizungen und ein erhöhtes Risiko für Folgekrebs gehören.

KNOCHENMARKTRANSPLANTATION: Eine Knochenmarktransplantation ist ein Verfahren, bei dem das eigene Knochenmark oder gespendetes Knochenmark eines Patienten verwendet wird, um beschädigtes oder zerstörtes Knochenmark zu ersetzen. Dieses Verfahren kann schwerwiegende Nebenwirkungen haben, einschließlich Infektionen, Blutungen und Organschäden.

Weitere mögliche Nebenwirkungen der Leukämiebehandlung können Anämie, Blutungen und Blutergüsse sowie Veränderungen der geistigen oder emotionalen Funktion sein. Es ist wichtig, dass Patienten die möglichen Nebenwirkungen der Behandlung vor Beginn der Behandlung mit ihrem medizinischen Team besprechen.

ERNÄHRUNGSTHERAPIEN FÜR LEUKÄMIE-PATIENTEN

EIWEISSREICHE ERNÄHRUNG: Leukämiepatienten leiden aufgrund ihrer Krebserkrankung und der Behandlung häufig unter Gewichtsverlust und Muskelschwund. Eine proteinreiche Ernährung kann dabei helfen, Muskelmasse und Kraft zu erhalten.

ANTIOXIDANTIENREICHE LEBENSMITTEL: Leukämiebehandlungen können oxidativen Stress im Körper verursachen, der durch den Verzehr von Lebensmitteln mit hohem Antioxidantiengehalt wie Beeren, Blattgemüse und Nüssen reduziert werden kann.

OMEGA-3-FETTSÄUREN: Omega-3-Fettsäuren haben nachweislich entzündungshemmende Eigenschaften und können dazu beitragen, das Infektionsrisiko bei Leukämiepatienten zu verringern. Fisch, Leinsamen und Chiasamen sind gute Quellen für Omega-3-Fettsäuren.

VITAMIN D: Leukämiepatienten haben möglicherweise aufgrund ihrer Krebserkrankung und Behandlung ein höheres Risiko für einen Vitamin-D-Mangel. Vitamin D ist wichtig für die Erhaltung gesunder Knochen und kann auch krebshemmende Eigenschaften haben.

HYDRATION: Leukämiepatienten können aufgrund ihrer Krebserkrankung und der Behandlung unter Dehydration leiden. Es ist wichtig, viel Wasser und andere Flüssigkeiten zu trinken, um hydriert zu bleiben.

PROBIOTIKA: Leukämiepatienten können aufgrund ihres geschwächten Immunsystems einem höheren Infektionsrisiko ausgesetzt sein. Probiotika können zur Stärkung des Immunsystems beitragen und möglicherweise auch dazu beitragen, das Infektionsrisiko zu verringern.

Es ist wichtig zu beachten, dass die Ernährungsbedürfnisse von Leukämiepatienten unterschiedlich sind und es am besten ist, einen Arzt zu konsultieren, bevor Sie Änderungen an Ihrer Ernährung vornehmen.

PFLANZLICHE UND PFLANZLICHE THERAPIEN BEI LEUKÄMIE

Es gibt nur begrenzte wissenschaftliche Beweise für die Wirksamkeit pflanzlicher und pflanzlicher Therapien bei Leukämie. Einige Kräuter und Nahrungsergänzungsmittel können mit Chemotherapie oder anderen Krebsbehandlungen interagieren. Daher ist es wichtig, vor der Einnahme pflanzlicher oder pflanzlicher Produkte mit einem Arzt zu sprechen. Zu den Kräutern und Nahrungsergänzungsmitteln, deren potenzielle Wirkung auf Leukämie untersucht wurde, gehören:

- Curcumin, eine in Kurkuma vorkommende Verbindung, die in Laborstudien nachweislich entzündungshemmende und krebsbekämpfende Eigenschaften hat.
- Mariendistel, der eine antioxidative und entzündungshemmende Wirkung zugeschrieben wird.

- Chinesische Kräuter wie Astragalus und Panax Ginseng, die in der traditionellen chinesischen Medizin zur Stärkung des Immunsystems eingesetzt werden.

Diese befinden sich jedoch noch in einem frühen Forschungsstadium und werden nicht allgemein zur Behandlung von Leukämie empfohlen.
Es ist wichtig zu beachten, dass diese Therapien nicht als Ersatz für herkömmliche Behandlungen wie Chemotherapie und Strahlentherapie eingesetzt werden sollten.

AKUPUNKTUR UND TRADITIONELLE CHINESISCHE MEDIZIN BEI LEUKÄMIE
Akupunktur und traditionelle chinesische Medizin (TCM) sind alternative Therapien, die bei einer Vielzahl von Gesundheitszuständen, einschließlich

Krebs, eingesetzt werden. Es gibt jedoch nur begrenzte wissenschaftliche Beweise, die ihren Einsatz speziell bei Leukämie belegen. Einige kleine Studien deuten darauf hin, dass Akupunktur möglicherweise Symptome wie Müdigkeit, Übelkeit und Schmerzen bei Leukämiepatienten lindern kann, es sind jedoch weitere Untersuchungen erforderlich, um diese Ergebnisse zu bestätigen. Darüber hinaus kann TCM in Verbindung mit der konventionellen Behandlung von Leukämie eingesetzt werden, sie sollte jedoch nicht als Ersatz für die Standardbehandlung eingesetzt werden. Es ist immer am besten, mit Ihrem Arzt zu sprechen, bevor Sie alternative Therapien ausprobieren.

GEIST-KÖRPER-THERAPIEN WIE MEDITATION UND YOGA BEI LEUKÄMIE

Geist-Körper-Therapien wie Meditation und Yoga können für Menschen mit Leukämie von Nutzen sein. Diese Therapien können dazu beitragen, Stress abzubauen und das allgemeine Wohlbefinden zu verbessern, was für den Einzelnen, der sich einer Behandlung unterzieht, von Vorteil sein kann.

Meditation kann helfen, Stress und Ängste abzubauen, indem sie Entspannung und Achtsamkeit fördert. Es kann auch den Schlaf verbessern, was für Personen, die sich einer Chemotherapie unterziehen, von Vorteil sein kann. Yoga, das Körperhaltungen, Atemtechniken und Meditation kombiniert, kann ebenfalls dazu beitragen, Stress abzubauen und das allgemeine Wohlbefinden zu verbessern.

Darüber hinaus kann Yoga die körperliche Stärke und Flexibilität verbessern, was für Personen von Vorteil sein kann, die sich aufgrund der Behandlung möglicherweise schwach oder müde fühlen. Es kann auch dazu beitragen, die Atmung zu verbessern, was für Personen von Vorteil sein kann, die aufgrund der Krankheit möglicherweise unter Atemnot leiden.

Es ist wichtig zu beachten, dass diese Therapien in Verbindung mit herkömmlichen medizinischen Behandlungen und unter Anleitung eines medizinischen Fachpersonals angewendet werden sollten.

HOMÖOPATHIE UND NATUROPATHIE BEI LEUKÄMIE
Homöopathie und Naturheilkunde sind beides alternative medizinische Verfahren, die zur Unterstützung von Menschen mit Leukämie eingesetzt werden können. Es ist jedoch wichtig zu beachten, dass sie nicht als Ersatz für traditionelle medizinische Behandlungen wie Chemotherapie und Bestrahlung eingesetzt werden sollten.

Homöopathie ist ein medizinisches System, das stark verdünnte Substanzen verwendet, um die natürlichen Heilungsprozesse des Körpers anzuregen. Ein homöopathischer Arzt kann Arzneimittel wie Arsenicum album oder Phosphorus verschreiben, um die Symptome einer Leukämie zu lindern und das allgemeine Wohlbefinden des Körpers zu unterstützen.

Naturheilkunde ist ein ganzheitlicher Gesundheitsansatz, bei dem der Einsatz natürlicher Heilmittel und Therapien zur Förderung der Heilung und Vorbeugung von Krankheiten im Vordergrund steht. Naturheilpraktiker können Therapien wie Kräutermedizin, Akupunktur und Ernährungsumstellungen anwenden, um Menschen mit Leukämie bei der Bewältigung ihrer Symptome und der Verbesserung ihrer allgemeinen Gesundheit zu helfen.

Es ist wichtig, vor Beginn alternativer medizinischer Behandlungen einen qualifizierten Arzt zu konsultieren, insbesondere wenn Sie sich traditionellen medizinischen Behandlungen gegen Leukämie unterziehen. Darüber hinaus ist es wichtig, mit Ihrem Onkologen zu sprechen, wenn Sie sich für eine homöopathische oder naturheilkundliche Behandlung entscheiden, um sicherzustellen, dass diese die Behandlung von Leukämie nicht beeinträchtigt.

KUNSTTHERAPIE UND MUSIKTHERAPIE FÜR LEUKÄMIE-PATIENTEN
Kunsttherapie und Musiktherapie sind Formen der Ausdruckstherapie, die für Leukämiepatienten von Nutzen sein können. Kunsttherapie beinhaltet den Einsatz von Kunst als Mittel zur Selbstdarstellung und kann Patienten dabei helfen, mit den emotionalen und

psychologischen Auswirkungen ihrer Krankheit umzugehen.

Bei der Musiktherapie wird Musik eingesetzt, um die körperlichen, emotionalen, kognitiven und sozialen Bedürfnisse der Patienten anzusprechen und ihnen dabei zu helfen, sich zu entspannen und mit Stress umzugehen.

Sowohl Kunst- als auch Musiktherapie können Patienten dabei helfen, ihre Gefühle auszudrücken und ihre allgemeine Lebensqualität zu verbessern. Es ist wichtig zu beachten, dass diese Therapien in Verbindung mit einer herkömmlichen medizinischen Behandlung eingesetzt und von geschulten Fachkräften durchgeführt werden sollten, die die Therapie auf die Bedürfnisse des einzelnen Patienten zuschneiden können.

VERWENDUNG VON ERGÄNZUNGSMITTELN WIE VITAMIN C UND BETA-CAROTIN BEI LEUKÄMIE

Leukämie ist eine Krebsart, die Blut und Knochenmark befällt. Es ist durch eine Überproduktion abnormaler weißer Blutkörperchen gekennzeichnet, die gesunde Zellen verdrängen und zu Infektionen, Blutungen und Müdigkeit führen können. Zu den Behandlungsmöglichkeiten für Leukämie gehören Chemotherapie, Strahlentherapie und Stammzelltransplantation.

Einige Forscher haben den Einsatz von Nahrungsergänzungsmitteln wie Vitamin C und Beta-Carotin als Zusatztherapie bei Leukämie untersucht. Es wird angenommen, dass diese Nahrungsergänzungsmittel antioxidative Eigenschaften haben, die dazu beitragen können, gesunde Zellen vor den toxischen

Auswirkungen von Chemotherapie und Strahlentherapie zu schützen.

Vitamin C ist ein bekanntes Antioxidans, das nachweislich dazu beiträgt, Zellen vor Schäden durch freie Radikale zu schützen. Es wird auch angenommen, dass es entzündungshemmende Eigenschaften hat, die dazu beitragen können, das Infektionsrisiko bei Patienten mit Leukämie zu verringern. Einige Studien deuten darauf hin, dass hohe Dosen von Vitamin C auch eine direkte krebshemmende Wirkung haben könnten, indem sie den Tod von Krebszellen auslösen.

Beta-Carotin ist eine Vorstufe von Vitamin A, das für eine gesunde Haut, Augen und Immunfunktion unerlässlich ist. Beta-Carotin ist wie Vitamin C ein Antioxidans, das dazu beitragen kann, die Zellen vor Schäden durch freie Radikale zu schützen. Einige Studien deuten darauf hin, dass Beta-Carotin auch eine direkte krebshemmende Wirkung haben könnte, indem es das Wachstum und die Ausbreitung von Krebszellen hemmt.

Es ist wichtig zu beachten, dass einige Studien zwar darauf hindeuten, dass Nahrungsergänzungsmittel wie Vitamin C und Beta-Carotin potenzielle Vorteile für Leukämiepatienten haben könnten, dass jedoch weitere Untersuchungen erforderlich sind, um diese Ergebnisse zu bestätigen. Darüber hinaus sollten Nahrungsergänzungsmittel nicht als Ersatz für Standardbehandlungen gegen Leukämie eingesetzt werden und Patienten sollten immer ihren Onkologen konsultieren, bevor sie Nahrungsergänzungsmittel einnehmen.

DISKUSSION DER POTENZIELLEN VORTEILE UND RISIKEN KOMPLEMENTÄRER UND ALTERNATIVER BEHANDLUNGEN FÜR LEUKÄMIE

Komplementäre und alternative Behandlungen für Leukämie, wie Kräuterpräparate, Akupunktur und Geist-Körper-Therapien, können den Patienten einige Vorteile bieten, indem sie die Symptome und Nebenwirkungen herkömmlicher Behandlungen lindern, Stress reduzieren und das allgemeine Wohlbefinden fördern.

Es ist jedoch wichtig zu beachten, dass sich diese Behandlungen bei der Behandlung von Leukämie selbst nicht als wirksam erwiesen haben und nicht als Ersatz für herkömmliche Behandlungen eingesetzt werden sollten.

Es ist auch wichtig zu wissen, dass diese Behandlungen Risiken und Nebenwirkungen haben und mit herkömmlichen Behandlungen interagieren können. Sprechen Sie daher unbedingt mit Ihrem Arzt, bevor Sie mit einer ergänzenden oder alternativen Behandlung beginnen.

Darüber hinaus sind viele ergänzende und alternative Therapien nicht reguliert, sodass die Qualität und Sicherheit dieser Produkte variieren kann.

Zusammenfassend lässt sich sagen, dass ergänzende und alternative Behandlungen zwar einige Vorteile für Leukämiepatienten bieten können, es ist jedoch wichtig, sie in Verbindung mit herkömmlichen Behandlungen unter Anleitung eines Arztes und im Bewusstsein der möglichen Risiken und Nebenwirkungen anzuwenden.

SCHLUSSFOLGERUNG UND EMPFEHLUNGEN FÜR WEITERE FORSCHUNGEN IM BEREICH KOMPLEMENTÄRER UND ALTERNATIVER BEHANDLUNGEN FÜR LEUKÄMIE

Derzeit fehlen wissenschaftliche Beweise für den Einsatz ergänzender und alternativer

Behandlungsmethoden bei Leukämie. Weitere Untersuchungen sind erforderlich, um die Sicherheit und Wirksamkeit dieser Behandlungen zu bestimmen.
Es ist wichtig zu beachten, dass Patienten immer ihr medizinisches Team konsultieren sollten, bevor sie mit einer neuen Behandlung beginnen, einschließlich ergänzender und alternativer Therapien.

Darüber hinaus ist es auch wichtig zu bedenken, dass einige alternative Behandlungen mit herkömmlichen Behandlungen interagieren können, was schädlich sein kann. Daher sind weitere Studien erforderlich, um die möglichen Wechselwirkungen und potenziellen Vorteile alternativer Therapien bei der Behandlung von Leukämie zu bewerten

KAPITEL 5

Auswahl an Diäten und mehr!

DIE WICHTIGKEIT EINER AUSGEWOGENEN ERNÄHRUNG FÜR LEUKÄMIE-PATIENTEN

Leukämie ist eine Krebsart, die Blut und Knochenmark befällt und erhebliche Auswirkungen auf den Ernährungszustand eines Patienten haben kann. Eine ausgewogene Ernährung ist für Leukämiepatienten unerlässlich, da sie ihnen dabei helfen kann, ihr Kraft- und Energieniveau aufrechtzuerhalten, den Heilungsprozess zu unterstützen und Komplikationen vorzubeugen.

Eine ausgewogene Ernährung für Leukämiepatienten sollte eine Vielzahl nährstoffreicher Lebensmittel wie Obst, Gemüse, mageres Eiweiß, Vollkornprodukte und gesunde Fette umfassen. Diese

Lebensmittel liefern wichtige Vitamine und Mineralien, Antioxidantien und andere Nährstoffe, die das Immunsystem des Körpers unterstützen und den Heilungsprozess unterstützen.

Protein ist für Leukämiepatienten besonders wichtig, da es zum Erhalt der Muskelmasse beiträgt und das Wachstum und die Reparatur von Gewebe unterstützt. Gute Proteinquellen sind mageres Fleisch, Fisch, Eier und Milchprodukte. Obst und Gemüse liefern lebenswichtige Antioxidantien, die den Körper vor Krebszellen schützen können.

Leukämiepatienten benötigen möglicherweise auch zusätzliche Nahrungsergänzungsmittel wie Eisen, Folsäure und Vitamin B12, um Anämie und anderen Nährstoffmängeln vorzubeugen.

Für Leukämiepatienten ist es außerdem wichtig, ausreichend Flüssigkeit zu sich zu nehmen, da es bei ihnen zu Müdigkeit,

Übelkeit und anderen Symptomen kommen kann, die zu Dehydrierung führen können. Das Trinken von Wasser und anderen Flüssigkeiten über den Tag verteilt kann helfen, diesen Symptomen vorzubeugen und den Körper ausreichend mit Feuchtigkeit zu versorgen.

Zusammenfassend lässt sich sagen, dass eine ausgewogene Ernährung für Leukämiepatienten von entscheidender Bedeutung ist, da sie dazu beitragen kann, ihre Kraft zu erhalten, den Heilungsprozess zu unterstützen und Nährstoffmängeln und Komplikationen vorzubeugen. Es ist wichtig, einen Arzt oder Ernährungsberater zu konsultieren, um sicherzustellen, dass die Ernährungsbedürfnisse des Patienten erfüllt werden.

NÄHRSTOFFBEDARF VON LEUKÄMIE-PATIENTEN WÄHREND DER BEHANDLUNG

Die Behandlung von Leukämie kann eine Reihe von Nebenwirkungen verursachen, darunter Übelkeit, Erbrechen, Appetitlosigkeit und wunde Stellen im Mund, was es den Patienten erschweren kann, sich gesund zu ernähren. Für Leukämiepatienten ist es wichtig, einen registrierten Ernährungsberater oder Ernährungsberater zu konsultieren, um einen personalisierten Ernährungsplan zu entwickeln, der ihren individuellen Bedürfnissen entspricht.

Während der Behandlung ist es für Leukämiepatienten wichtig, sich ausgewogen zu ernähren und viel Eiweiß, Obst und Gemüse sowie komplexe Kohlenhydrate zu sich zu nehmen. Möglicherweise müssen sie auch Nahrungsergänzungsmittel einnehmen, um etwaige Nährstoffdefizite auszugleichen. Für Leukämiepatienten ist es außerdem wichtig, ausreichend Flüssigkeit zu sich zu nehmen und Alkohol zu meiden, da dieser das

Infektionsrisiko erhöhen und die Leber schädigen kann.

Patienten sollten auch auf die Lebensmittelsicherheit achten, da eine Chemotherapie das Immunsystem schwächen und es anfälliger für durch Lebensmittel übertragene Krankheiten machen kann. Sie sollten rohes oder unzureichend gegartes Fleisch, nicht pasteurisierte Milchprodukte sowie rohes Obst und Gemüse meiden, das mit Bakterien kontaminiert sein könnte.

Insgesamt sollten sich Leukämiepatienten darauf konzentrieren, nährstoffreiche Lebensmittel zu sich zu nehmen und die notwendigen Nahrungsergänzungsmittel einzunehmen, um während der Behandlung ihr Kraft- und Energieniveau aufrechtzuerhalten.

LEBENSMITTEL, DIE WÄHREND DER LEUKÄMIEBEHANDLUNG ZU VERMEIDEN SIND

Während der Behandlung ist es wichtig, auf eine gesunde und ausgewogene Ernährung zu achten, um den Körper bei der Bewältigung der Nebenwirkungen der Behandlung zu unterstützen und den Heilungsprozess zu unterstützen. Es gibt jedoch bestimmte Lebensmittel, die während der Leukämiebehandlung vermieden werden sollten, da sie die Wirksamkeit der Behandlung beeinträchtigen oder Nebenwirkungen hervorrufen können.

ROHES ODER UNGEGARTES FLEISCH: Rohes oder unzureichend gekochtes Fleisch kann schädliche Bakterien enthalten, die zu Lebensmittelvergiftungen oder Infektionen führen können. Es ist am besten, diese Lebensmittel während der Behandlung zu meiden, da das Immunsystem geschwächt sein kann und es dem Körper dadurch schwerer fällt, Infektionen abzuwehren.

VERARBEITETES FLEISCH: Verarbeitetes Fleisch wie Speck, Würstchen und Wurstwaren enthalten viel Natrium und Konservierungsstoffe, die Entzündungen und Reizungen im Körper verursachen können. Diese Lebensmittel sollten gemieden werden, da sie den Heilungsprozess negativ beeinflussen und die Nebenwirkungen der Behandlung verschlimmern können.

FRITTIERTE LEBENSMITTEL: Frittierte Nahrungsmittel enthalten viel Fett und können Entzündungen im Körper verursachen, die die Nebenwirkungen der Behandlung verschlimmern können. Sie können auch zur Gewichtszunahme beitragen, was für diejenigen, die sich einer Chemotherapie unterziehen, problematisch sein kann.

MILCHPRODUKTE: Milchprodukte können Verdauungsprobleme wie Blähungen, Blähungen und Verstopfung verursachen, die durch die Behandlung verschlimmert werden können. Am besten ist es, während der Behandlung auf Milchprodukte zu verzichten oder diese nur in kleinen Mengen zu sich zu nehmen.

KOFFEIN: Koffein kann Nervosität, Angstzustände und Schlaflosigkeit verursachen, was für diejenigen, die sich einer Behandlung unterziehen, problematisch sein kann. Um diese Symptome zu lindern, ist es am besten, die Koffeinaufnahme während der Behandlung zu vermeiden oder einzuschränken.

ALKOHOL: Alkohol kann die Leber und das Immunsystem schädigen, was durch die Behandlung verschlimmert werden kann. Es ist am besten, es zu vermeiden
Alkohol während der Behandlung, um das Risiko von Komplikationen zu verringern.

Es ist wichtig, dass Sie einen Arzt oder Ernährungsberater konsultieren, bevor Sie während der Leukämiebehandlung Änderungen an Ihrer Ernährung vornehmen. Sie können Ihnen Hinweise dazu geben, welche Lebensmittel sicher zu essen sind und welche vermieden werden sollten, und Ihnen dabei helfen, einen Speiseplan zu erstellen, der auf Ihre individuellen Bedürfnisse zugeschnitten ist.

Die Rolle von Antioxidantien und entzündungshemmenden Nahrungsmitteln bei der Behandlung von Leukämie

Ernährungsinterventionen, einschließlich des Verzehrs antioxidantien- und entzündungshemmender Lebensmittel, können eine Rolle bei der Unterstützung der Behandlung von Leukämie und der Verbesserung der allgemeinen Gesundheitsergebnisse für Personen mit der Krankheit spielen.

Antioxidantien sind Verbindungen, die dabei helfen, schädliche Moleküle, sogenannte freie Radikale, zu neutralisieren, die Zellen schädigen und zur Entstehung von Krebs beitragen können. Zu den Lebensmitteln mit einem hohen Gehalt an Antioxidantien gehören Obst und Gemüse wie Beeren, Blattgemüse und Tomaten. Diese Lebensmittel enthalten Vitamine, Mineralien und sekundäre Pflanzenstoffe, die dazu beitragen können, die Zellen vor oxidativem Stress zu schützen und das Immunsystem zu unterstützen.

Auch entzündungshemmende Lebensmittel wie fetter Fisch, Nüsse, Samen sowie bestimmte Obst- und Gemüsesorten können für Menschen mit Leukämie von Vorteil sein. Diese Lebensmittel enthalten Verbindungen, die dazu beitragen können, Entzündungen im gesamten Körper zu reduzieren, was dazu beitragen kann, das Fortschreiten von Krebs zu verlangsamen und die allgemeine Gesundheit zu verbessern.

Es ist wichtig, einen Arzt oder einen registrierten Ernährungsberater zu konsultieren, um sicherzustellen, dass die Ernährung den Bedürfnissen und dem Gesundheitszustand des Einzelnen entspricht. Im Allgemeinen wird für Personen mit Leukämie eine Ernährung mit hohem Anteil an nährstoffreichen Vollwertkost und wenig verarbeiteten Lebensmitteln empfohlen.

Es ist auch wichtig zu bedenken, dass zu diesem Thema noch immer geforscht wird und weitere Studien erforderlich sind, um die Rolle von Antioxidantien und entzündungshemmenden Lebensmitteln bei der Behandlung von Leukämie vollständig zu verstehen.

DIE VORTEILE EINER PFLANZLICHEN ERNÄHRUNG FÜR LEUKÄMIE-PATIENTEN

Eine pflanzliche Ernährung, die reich an Obst, Gemüse, Vollkornprodukten und Hülsenfrüchten ist, hat nachweislich mehrere Vorteile für Leukämiepatienten.

ENTZÜNDUNGSHEMMENDE EIGENSCHAFTEN: Viele pflanzliche Lebensmittel wie Obst und Gemüse sind reich an Antioxidantien und entzündungshemmenden Verbindungen, die dabei helfen können, Entzündungen im gesamten Körper zu reduzieren. Dies kann für Leukämiepatienten von Vorteil sein, da Entzündungen oft ein Faktor sind, der zur Entstehung und zum Fortschreiten von Krebs beiträgt.

REICH AN NÄHRSTOFFEN: Eine pflanzliche Ernährung ist außerdem reich an essentiellen Nährstoffen wie Vitaminen, Mineralien und sekundären Pflanzenstoffen, die das Immunsystem unterstützen und die allgemeine Gesundheit fördern können. Dies ist besonders wichtig für Leukämiepatienten, bei denen aufgrund der Nebenwirkungen von Chemotherapie und Strahlentherapie möglicherweise ein erhöhtes Risiko für Nährstoffmangel besteht.

GEWICHTSMANAGEMENT: Pflanzliche Lebensmittel enthalten in der Regel weniger Kalorien und Fett als tierische Lebensmittel, was sie zu einer großartigen Option für Leukämiepatienten macht, die möglicherweise mit Gewichtszunahme oder -abnahme zu kämpfen haben.

FETTARM: Pflanzliche Ernährung ist außerdem fett- und cholesterinarm, was dazu beitragen kann, das Risiko von Herzerkrankungen und anderen chronischen Gesundheitszuständen zu verringern. Dies kann für Leukämiepatienten von Vorteil sein, bei denen aufgrund ihrer Krebsdiagnose und -behandlung möglicherweise ein erhöhtes Risiko für diese Erkrankungen besteht.

GERINGERES INFEKTIONSRISIKO: Der Verzehr einer pflanzlichen Ernährung kann auch dazu beitragen, das Infektionsrisiko zu senken, was für Leukämiepatienten ein wichtiger Faktor ist. Da eine Krebsbehandlung das Immunsystem schwächen kann, ist es für Patienten wichtig, eine Ernährung zu sich zu nehmen, die das Immunsystem unterstützen kann.

Zusammenfassend lässt sich sagen, dass eine pflanzliche Ernährung eine wirksame und vorteilhafte Ernährungsstrategie für Leukämiepatienten sein kann. Es handelt sich um eine nährstoffreiche, fettarme Ernährung mit entzündungshemmenden Eigenschaften, die dazu beitragen können, Entzündungen im gesamten Körper zu reduzieren. Es kann auch dazu beitragen, das Immunsystem zu unterstützen und die allgemeine Gesundheit zu fördern, während es gleichzeitig dabei hilft, das Gewicht zu kontrollieren und das Infektionsrisiko zu verringern. Für Leukämiepatienten ist es wichtig, einen registrierten Ernährungsberater oder Onkologen zu konsultieren, um sicherzustellen, dass sie während der Behandlung die richtigen Nährstoffe und Vitamine erhalten, die sie benötigen.

NEBENWIRKUNGEN DER CHEMOTHERAPIE MIT DER LEBENSMITTELAUSWAHL BEHANDELN
Chemotherapie ist eine häufige Behandlung von Krebs, bei der Medikamente zur Zerstörung von Krebszellen eingesetzt werden. Während eine Chemotherapie bei der Krebsbekämpfung wirksam sein kann, kann sie auch eine Reihe von Nebenwirkungen verursachen, darunter Übelkeit, Erbrechen, Durchfall und wunde Stellen im Mund. Diese Nebenwirkungen

können es den Patienten erschweren, sich gesund zu ernähren, und können zu Gewichtsverlust und Unterernährung führen.

Um die Nebenwirkungen der Chemotherapie bei der Auswahl der Lebensmittel in den Griff zu bekommen, ist es wichtig, sich auf Lebensmittel zu konzentrieren, die reich an Proteinen, Kohlenhydraten und gesunden Fetten sind. Diese Nährstoffe sind für die Aufrechterhaltung des Energieniveaus und die Unterstützung der Heilungsprozesse des Körpers unerlässlich.

Eine Möglichkeit, Übelkeit und Erbrechen in den Griff zu bekommen, besteht darin, über den Tag verteilt häufig kleine Mahlzeiten zu sich zu nehmen, statt drei große Mahlzeiten. Dies kann helfen, Völlegefühl und Unwohlsein zu verhindern. Es ist auch wichtig, Lebensmittel mit hohem

Fett- oder Gewürzgehalt zu meiden, da diese Übelkeit und Erbrechen verstärken können.

Um Durchfall in den Griff zu bekommen, ist es wichtig, sich auf ballaststoffreiche und leicht verdauliche Lebensmittel zu konzentrieren. Lebensmittel wie Reis, Bananen und Apfelmus können helfen, den Stuhl zu festigen und Durchfall zu reduzieren. Es ist auch wichtig, Lebensmittel mit hohem Fett- oder Zuckergehalt zu meiden, da diese den Durchfall verschlimmern können.

Um Mundschmerzen zu lindern, ist es wichtig, sich auf weiche und leicht zu kauende Lebensmittel zu konzentrieren. Lebensmittel wie Kartoffelpüree, gekochtes Gemüse und Suppen können eine gute Option sein. Es ist auch wichtig, säurehaltige oder scharfe Lebensmittel zu meiden, da diese die Mundschmerzen reizen können.

Neben einer gezielten Lebensmittelauswahl ist es auch wichtig, ausreichend Flüssigkeit zu sich zu nehmen, indem man viel Wasser trinkt. Dies kann helfen, einer Dehydrierung vorzubeugen und die Heilungsprozesse des Körpers zu unterstützen.

Insgesamt kann die Bewältigung der Nebenwirkungen einer Chemotherapie bei der Wahl der Nahrungsmittel eine Herausforderung darstellen. Es ist jedoch wichtig, mit einem registrierten Ernährungsberater oder einem medizinischen Fachpersonal zusammenzuarbeiten, um einen personalisierten Ernährungsplan zu entwickeln, der auf die spezifischen Bedürfnisse und Vorlieben des Einzelnen eingeht. Mit der richtigen Auswahl an Nahrungsmitteln und einer gesunden Ernährung ist es möglich, die Nebenwirkungen einer Chemotherapie zu bewältigen und ein gesundes Gewicht und allgemeines Wohlbefinden aufrechtzuerhalten.

LEBENSMITTELALLERGIEN UND -EMPFINDLICHKEITEN BEI LEUKÄMIE-PATIENTEN VERSTEHEN

Nahrungsmittelallergien und -unverträglichkeiten können für Leukämiepatienten ein Problem darstellen, da sie möglicherweise ein geschwächtes Immunsystem haben und das Risiko von Komplikationen durch bestimmte Nahrungsmittel besteht.

Eine Nahrungsmittelallergie ist eine Reaktion des Immunsystems auf ein bestimmtes Protein in einem Nahrungsmittel. Zu den häufigsten Nahrungsmittelallergenen gehören Erdnüsse, Nüsse, Fisch, Schalentiere, Milch, Eier, Weizen und Soja. Zu den Symptomen einer Nahrungsmittelallergie können

Nesselsucht, Juckreiz, Schwellung, Atembeschwerden und Anaphylaxie, eine schwere und möglicherweise lebensbedrohliche allergische Reaktion, gehören.

Bei einer Nahrungsmittelunverträglichkeit, auch Nahrungsmittelunverträglichkeit genannt, handelt es sich eher um eine Reaktion des Verdauungssystems auf ein Nahrungsmittel als um eine Reaktion des Immunsystems.
Eine Laktoseintoleranz entsteht beispielsweise, wenn der Körper Laktose, einen in der Milch vorkommenden Zucker, nicht verdauen kann. Zu den Symptomen einer Nahrungsmittelunverträglichkeit können Blähungen, Blähungen, Bauchschmerzen und Durchfall gehören.
Leukämiepatienten haben aufgrund ihres geschwächten Immunsystems möglicherweise ein höheres Risiko für Nahrungsmittelallergien und -überempfindlichkeiten. Für

Leukämiepatienten ist es wichtig, mit einem Gesundheitsdienstleister und einem registrierten Ernährungsberater zusammenzuarbeiten, um einen sicheren und gesunden Ernährungsplan zu entwickeln, der etwaige Nahrungsmittelallergien oder -empfindlichkeiten berücksichtigt. Möglicherweise müssen sie auch bestimmte Lebensmittel meiden, um das Infektionsrisiko zu senken.

Zusammenfassend ist es wichtig zu verstehen, dass Leukämiepatienten möglicherweise ein höheres Risiko für Nahrungsmittelallergien und -unverträglichkeiten haben, und es ist für sie von entscheidender Bedeutung, mit einem Gesundheitsdienstleister und einem registrierten Ernährungsberater zusammenzuarbeiten, um einen sicheren und gesunden Ernährungsplan zu entwickeln. Möglicherweise müssen sie bestimmte Lebensmittel meiden, um das Infektionsrisiko zu senken.

TIPPS ZUR ESSENPLANUNG UND VORBEREITUNG FÜR LEUKÄMIE-PATIENTEN

Die Planung und Zubereitung von Mahlzeiten ist ein wichtiger Aspekt bei der Behandlung und Genesung von Leukämie. Hier sind einige Tipps, die Leukämiepatienten bei der Planung und Zubereitung ihrer Mahlzeiten helfen sollen:

Konsultieren Sie einen registrierten Ernährungsberater: Ein registrierter Ernährungsberater kann individuelle Ernährungsempfehlungen für Leukämiepatienten auf der Grundlage ihrer spezifischen Bedürfnisse und ihres Behandlungsplans geben. Sie können auch dabei helfen, einen Speiseplan zu erstellen, der auf die Ernährungseinschränkungen und -präferenzen des Patienten zugeschnitten ist.

NÄHRSTOFFREICHE LEBENSMITTEL EINBAUEN: Leukämiepatienten müssen nährstoffreiche Nahrungsmittel zu sich nehmen, um ihr Immunsystem zu unterstützen und ihnen zu helfen, sich von der Behandlung zu erholen. Einige nährstoffreiche Lebensmittel, die Sie in Ihren Speiseplan aufnehmen sollten, sind magere Proteinquellen, Obst und Gemüse, Vollkornprodukte und gesunde Fette.

PLANEN SIE MAHLZEITEN UND SNACKS: Durch die Planung von Mahlzeiten können Leukämiepatienten sicherstellen, dass sie den ganzen Tag über ausreichend Nährstoffe erhalten. Es ist auch hilfreich, gesunde Snacks zur Hand zu haben, um Hunger vorzubeugen und das Energieniveau aufrechtzuerhalten.

MAHLZEITEN IM VORAUS VORBEREITEN: Die Zubereitung von Mahlzeiten im Voraus kann Zeit sparen und es Leukämiepatienten erleichtern, ihren Essensplan einzuhalten. Dazu kann das Kochen von Mahlzeiten am Wochenende und das Einfrieren für später oder das Vorbereiten von Zutaten für einfache Mahlzeiten unter der Woche im Voraus gehören.

VERMEIDEN SIE LEBENSMITTEL, DIE ÜBELKEIT ODER ANDERE NEBENWIRKUNGEN VERURSACHEN KÖNNEN: Einige Leukämiebehandlungen können Nebenwirkungen wie Übelkeit, Erbrechen oder Appetitlosigkeit verursachen. Patienten sollten Lebensmittel meiden, die diese Symptome verschlimmern können, wie zum Beispiel scharfe oder fetthaltige Lebensmittel.

HYDRATIEREN: Für Leukämiepatienten ist es wichtig, ausreichend Flüssigkeit zu sich zu nehmen, um Nebenwirkungen der Behandlung zu lindern und die Heilung zu fördern. Sie sollten viel Wasser sowie andere Flüssigkeiten wie Brühen, Suppen und Kräutertees trinken.

ERGÄNZUNGSMITTEL HINZUFÜGEN: Abhängig von den Bedürfnissen des Patienten kann ein registrierter Ernährungsberater Nahrungsergänzungsmittel empfehlen, um den Nährstoffbedarf zu decken. Einige Patienten können beispielsweise von der Einnahme eines Multivitaminpräparats oder eines Vitamin-B12-Ergänzungsmittels profitieren.

Durch Befolgen dieser Tipps können Leukämiepatienten sicherstellen, dass sie die Nährstoffe erhalten, die sie zur Unterstützung ihrer Behandlung und Genesung benötigen. Sie sollten auch mit ihrem Gesundheitsteam kommunizieren, um sicherzustellen, dass ihr

Ernährungsplan ihren spezifischen Bedürfnissen und ihrem Behandlungsplan entspricht.

Die Rolle eines registrierten Ernährungsberaters bei der Auswahl der Nahrungsmittel für Leukämiepatienten.
- Ein registrierter Ernährungsberater spielt eine entscheidende Rolle bei der Auswahl der Lebensmittel für Leukämiepatienten. Leukämie ist eine Krebsart, die das Blut und das Knochenmark befällt und dazu führt, dass der Körper abnormale weiße Blutkörperchen produziert. Die Krankheit kann verschiedene Symptome wie Müdigkeit, Anämie, Infektionen und Gewichtsverlust verursachen, die die Fähigkeit des Patienten, Nahrung zu sich zu nehmen und zu verdauen, beeinträchtigen können.

Ein registrierter Ernährungsberater arbeitet mit dem Patienten zusammen, um dessen Ernährungsbedürfnisse zu ermitteln und einen personalisierten Ernährungsplan zu entwickeln, der seinen individuellen Bedürfnissen entspricht. Dabei berücksichtigen sie Faktoren wie Gewicht, Größe und Krankengeschichte des Patienten sowie das Stadium seiner Leukämiebehandlung.

Der Ernährungsberater empfiehlt möglicherweise proteinreiche Lebensmittel wie mageres Fleisch, Fisch, Eier und Milchprodukte, um dem Patienten dabei zu helfen, sein Gewicht und seine Muskelmasse zu halten. Möglicherweise schlagen sie auch eisenreiche Lebensmittel wie Blattgemüse und rotes Fleisch vor, um Anämie zu bekämpfen, eine häufige Nebenwirkung der Leukämiebehandlung.

Darüber hinaus kann der Ernährungsberater Lebensmittel empfehlen, die reich an Antioxidantien sind, wie etwa Obst und Gemüse, um das Immunsystem des Patienten zu stärken. Sie können auch leicht verdauliche Lebensmittel wie Suppen und pürierte Lebensmittel vorschlagen, um Übelkeit und Erbrechen zu lindern, die häufige Nebenwirkungen einer Chemotherapie sind.

Der Ernährungsberater kann auch mit dem Patienten zusammenarbeiten, um etwaige Nahrungsmittelallergien oder -unverträglichkeiten zu behandeln. Sie empfehlen möglicherweise alternative Lebensmittel, die immer noch nahrhaft sind, aber keine Nebenwirkungen hervorrufen.

Zusätzlich zur Beratung bei der Auswahl von Nahrungsmitteln kann ein registrierter Ernährungsberater auch Schulungen zum Umgang mit Nebenwirkungen wie

Müdigkeit und Mundschmerzen anbieten. Sie können auch Hinweise zur Bewältigung der Gewichtszunahme oder -abnahme während der Behandlung geben.

Insgesamt spielt ein registrierter Ernährungsberater eine entscheidende Rolle dabei, Leukämiepatienten dabei zu helfen, eine fundierte Lebensmittelauswahl zu treffen, die ihre Gesundheit verbessern, ihr Immunsystem stärken und dazu beitragen kann, Nebenwirkungen der Behandlung zu lindern. Sie arbeiten eng mit dem Patienten und seinem Gesundheitsteam zusammen, um sicherzustellen, dass der Patient die richtige Ernährung erhält, die ihn auf seinem Behandlungsweg unterstützt.

www.ingramcontent.com/pod-product-compliance
Lightning Source LLC
Chambersburg PA
CBHW071058240526
45471CB00016B/2079